脳パフォーマンスがあがる
マインドフルネス瞑想法

いつでも、どこででもできる

心のアップデート

幸せを引き寄せる

吉田昌生

主婦の友社

はじめに

本書を手にとっていただき、ありがとうございます。

あなたは「瞑想」と聞くと、どんなイメージが浮かびますか？


「難しそう」「なんだかあやしい……」と思っているかもしれません。

私も、瞑想を始める前は、難しそうで、自分には関係のない特別なことのように思っていました。

ですが、瞑想について学び、実践していくなかで、その考えは変わっていきました。


瞑想は、誰でも、どこででも気軽に行えます。

仕事や家事の合間、会社までの道のり、電車の中でも、街中でも、座っていても立っていても、歩いているときでも、いつでもどこでもできるものなのです。

本書でご紹介する「マインドフルネス」は、その効果が科学的に認められた脳と心のトレーニングです。

「マインドフルネス」を日常生活にとり入れることで、いつも思考でいっぱいになっている頭の中をリセットし、自分が本当にやりたいことに向かうパワーとつながることができます。

本書は、これからマインドフルネスを始める人のためのガイドブックです。本書を読むことで、マインドフルネスのやり方、全体像がわかります。

第5章では、マインドフルネス瞑想を実践していただいたモニターのみなさんの体験談や感想をご紹介しています。瞑想を始めると、どんな変化が訪れるのか？　具体的にイメージできると思います。きっと自分も今日からさっそく実践してみよう、と思われるはずです。

最初は、1日10分でも、あるいは3分でも、1分でもかまいません。
あまり難しく考えすぎず、気軽にとり入れていただけたらと思います。
約3カ月、毎日続けることで脳の構造も変わっていきます。

最終章では、一歩踏み込んだ応用編として、
「自分らしく幸せに生きるためのマインドフルネス」
について書きました。マインドフルネスを活かして、価値観を明確にするワークを多数
紹介しています。

他の瞑想本と大きく異なる、本書ならではの内容です。

仕事で結果を出したい人や、自分のやりたいことがわからない人、
迷っている人、ぶれやすい人には、特にこの章がお役に立つと思います。
すでにマインドフルネスを実践されている方や、自己理解を深めたい方は、第6章から

読んでいただいてもかまいません。

瞑想で心を落ち着けてから、このようなワークにとり組むと、より深い気づきを得ることができます。また、日々の暮らしの中で、心と身体を観察していくことでも、それまで気づかなかった自分に出会うことができます。

ぜひ、本書を読むにあたっては、瞑想をするように今ここに意識を向けて、リラックスして読み進めてみてください。

ときおり目を閉じて、自分の身体の感覚を感じてみるのもオススメです。自分の内側に問いかけたり、思いついたことを紙に書き出してみるのもいいでしょう。

自分にとって大切なものは？
人生の目的は？
心からやりたいことは？
自分らしい幸せとは何か？

少し立ち止まってハートの声に耳を傾けてみてください。
その答えは外側ではなく、内側にあります。
内なる情熱、自分の価値観や使命とつながることで、人生に方向性が生まれます。
眠っていた才能、能力が発揮され、より自分らしく生きることができるようになります。

マインドフルネスや本書で紹介する内なる問いかけを続けているうちに、
あるとき突然、自分の中に起こる変化を必ず実感できることと思います。

そしてそれは、
私をはじめ、多くのマインドフルネスを実践する人たちにとってもそうであったように、
大げさではなく、あなたの人生を変えるきっかけになるはずです。

本書が、あなたの生活に瞑想をとり入れ習慣化するきっかけとなり、あなたらしい幸せを実現する一助となれば、こんなにうれしいことはありません。

目次

第2章 「気づき」で人生が好転する

第3章 1日10分マインドフルネス瞑想で気づく力を養う

第4章

シーン別 マインドフルネス瞑想実践法

第5章 実践しました。マインドフルネス瞑想体験録

第6章 方向性を定め、今ここを生きる ～価値観を明確化しよう～

『脳パフォーマンスがあがるマインドフルネス瞑想法』
読者のみなさまへ

本書著者、吉田昌生より「マインドフルネス瞑想入門」メール講座のプレゼントがあります。以下、内容に関心を持たれた方は、「マサオ式マインドフルネス瞑想オフィシャルサイト」へご登録ください。

瞑想をこれから始める人のための3ヶ月間実践型プログラム

「本書の内容をさらに深めたい」「マインドフルネスを習慣化したい」「瞑想を日常生活に自分のペースでとり入れたい」、そんな方に向けた無料メール講座です。「瞑想を習慣化する」ということに特化し、そのために必要な知識とノウハウを結集させました。

- ☐ 通勤時間にできる瞑想音声
- ☐ 深い呼吸はまちがい？　瞑想を深める2種類の呼吸法
- ☐ 世界一周して気づいた、セレブがヨガにはまる理由
- ☐ 自律神経をととのえる！　夜、眠れない人のための呼吸法
- ☐ 瞑想に適した「安定」して「快適」な姿勢のつくり方
- ☐ プレゼン前にも使える！　心と身体の緊張を緩める方法
- ☐ 心の働きが止まる？　ヨガの呼吸法（プラーナヤーマ）

マインドフルネス瞑想を深める秘訣や続けるコツ、注意点など、難しいと思われがちな瞑想を初心者の方にもわかりやすく解説していきます。無料ではありますが、毎回読むごとに気づきを得ていただけるように一回のメールに想いを込めて、執筆しております。

▶こちらからご登録ください。
http://www.masao-mindfulness.com/mail-magazine

＊なお本特典は予告なく終了する場合がございます。どうぞ貴重なプレゼントをお早めに受けとってください。

第1章

幸せを引き寄せる
脳の使い方

マインドフルネスが注目されている理由

マインドフルネスとは、「今」という瞬間に常に注意を向けて、「あるがまま」を観察する「気づき」のトレーニングです。

主な手法は、瞑想をすることですが、「今やっていることに、心を込める」すべての行為がマインドフルネスになります。瞑想や日常生活で心と身体を観察することで「気づく力（アウェアネス）」が高まります。

欧米でブームになり、その流れで日本にも広まったマインドフルネスですが、実は、日本に古くから伝わる、禅、茶道、柔道、剣道、弓道などの「〇〇道」と同じ流れをくむものです。さらにその源流をたどると、原始仏教の「ヴィパッサナー（vipassana）瞑想」がベースにあります。

仏教の瞑想法とマインドフルネスとの大きな違いは、一般人にもわかりやすいように、仏教の瞑想法の宗教性を排除し、メンタルトレーニングの要素だけをとり入れているという点です。1970年代ごろから、西洋では、精神修養、心理療法、平和活動など、さまざまな分野でマインドフルネスがとり入れられてきました。

さらにマインドフルネスの効果が科学的にも証明され、この20年で、ビジネスシーンにも応用されるようになってきました。たとえば、グーグルは、EQ（感情の調整能力）を向上させるための研修プログラムとしてマインドフルネスをとり入れています。ほかにもアップル、インテル、マッキンゼーなど、多くの有名企業が導入し始めています。日本では2015年の12月からストレスチェック制度が義務づけられ、会社側の要請による「ストレスチェックテスト」を受けられた方も多くいることでしょう。

このような社会の流れもあり、マインドフルネスをとり入れる企業が増えています。テレビ番組でもマインドフルネスをテーマにした番組が多数放送され、関連書籍は年々増えています。

現代は、グローバル化、情報化社会の影響で価値観が多様化し、やるべき仕事も増え、多くの方が慢性的なストレスを感じています。そのようなライフスタイルに限界を感じ始めた人々が、「今ここ」にあることの大切さに気づき、マインドフルネスに関心が集まっているのかもしれません。

マインドフルネスに期待される効果

マインドフルネスによる効果はさまざまですが、この章では、主なメリットを詳しくご紹介します。

❶ 集中力が高まり、仕事・スポーツのパフォーマンスが上がる

リラックスしながら、「集中する」と「集中が切れたことに気づく」を繰り返すことで、一点に注意を集中させる力が鍛えられます。集中力が高まると仕事や学習の効率が上がります。また、今この瞬間に意識を向けて心と身体が安定していくと、スポーツや、その他

の表現する場面で、より高いパフォーマンスを発揮することができます。

❷ 思考によるストレスが軽減される

意図的に何もしない時間を持つことで、今ここにある時間が増え、考えすぎることが減ります。また、気づく力（アウェアネス）が高まり、ストレスを感じるような思考自体が減っていきます。ものごとのとらえ方や考え方を切り替えられるようになり、心が楽になります。

欧米では、その効果について、多くの実証的研究報告があり、うつやトラウマなど精神的な障害をはじめ、慢性疼痛、ガン、心臓病患者にも効果があることが証明されています。

❸ 自律神経がととのい、よく眠れるようになる

慢性的にストレスを感じていると、交感神経が優位になって、眠りにくくなります。呼吸をととのえることで、交感神経と副交感神経のバランスがととのい、身体の緊張やストレスが解消されていくため、自然と深い睡眠につながります。

特に、就寝前に瞑想してから眠ると、一日に起こったさまざまなできごとが一度リセットされるので、翌朝すっきり目覚めることができます。質のよい睡眠により、疲れもとれやすくなります。

❹ イライラ、不安から解放され、心が安定する

瞑想を習慣化していくと、脳の構造が変わります。恐怖や不安を感じる脳の部位（扁桃体）が小さくなり、イライラや恐怖、不安とうまくつき合えるようになります。また、呼吸や身体を観察する練習を通して、自分の中で起こっていることに気づく力（アウェアネス）が高まります。イライラ、焦り、恐怖、不安などの感情にもすばやく気づき自覚することで、より冷静な対応や判断ができるようになります。すると、ものごとに動じにくくなり、心が安定していきます。

❺ 直感力、ひらめきとつながる

思考がしずまり、感受性が高まるため、直感やひらめきを受けとりやすくなります。独創的、創造的な飛躍したアイデアは、論理的な思考とは別の次元からわいてきます。

瞑想は心身がリラックスしていながら覚醒した状態なので、普段の思考状態では生まれないような斬新なアイデアや、まったく新しい企画が生まれます。

❻ 美しくなる

瞑想の姿勢が習慣化されると、体幹が締まり、背筋がまっすぐに伸びた状態が維持されます。すると、日ごろの姿勢がよくなります。呼吸が深まることで、肺や内臓の働きが活発になり、基礎代謝もアップ。体内のデトックス機能が高まり、便秘も緩和され、脂肪を燃焼しやすくなります。

また、慈悲《じひ》の瞑想を習慣化すると、幸せホルモンのオキシトシンやセロトニンなどが分泌され、自然治癒力が向上し、生理不順、更年期障害、ホルモンバランスにもよい影響を与えます。身体と心が総合的にととのい、内側から美しくなります。

❼ 考えがシャープになる

意図的に「考えない時間」をつくると、脳内は整理され、まるで空気清浄機のフィルターが交換されたかのように頭の中がスッキリします。これは睡眠中に記憶の整理が行われるのと似ています。雑念などで散らかった頭の中が静かになり、やるべきことが鮮明になったり、洞察力、記憶力も向上したりします。

また、自分の思考や感情を客観的に眺めることで、無意識の思考パターン、思い込み、既成概念などから解放されます。洞察力が深まり、先入観やレッテルではなく、ものごとのありのままの姿をとらえることができるようになります。

❽ 影響力、リーダーシップ能力が高まる

マインドフルネスの実践により、リーダーシップを発揮するうえで必要な、自己認識力（セルフアウェアネス）と共感力を司る脳の部位が活性化します。

また、瞑想が深まると、他者とのつながりや一体感を感じやすくなり、周囲の人に対しても貢献したいという思いが自然とわいてきます。そうすることで人間的魅力が増し、影響力やリーダーシップも自然と発揮されるようになります。

⑨ 人間関係がよくなる

瞑想を習慣にしていくうちに、自分の内側で起こっている感情や感覚をありのままに受け入れる器が養われます。それに比例して、自分に対しても、他人に対しても、思いやりの心が育まれます。自分の気持ちに寄り添うことで、他人の気持ちにも共感する力が高まります。また、自分の心が安定して幸せだと、他人を見下したり批判したり、嫉妬したりすることが減り、結果として、より豊かな人間関係を築けるようになります。

⑩ あるがままの自分を愛せるようになる

心地いい感覚も、不快な感覚も、よい、悪い、快、不快と分けることなく、ありのまま感じていく心のあり方を育てていきます。それにより、ダメな自分も、弱い自分も含めたありのままの自分を認め、受け入れる大らかさが養われていきます。

自分が感じている感情や欲求を大切にしていくと、自分自身との関係が親密になり、自分という存在そのものを信頼できるようになります。

⑪ 幸福感が高まる

定期的に瞑想を続けていくと、心が安定し、内側の幸福感が高まります。瞑想が深まってくると、身体は休息しながらも、意識は覚醒した状態になります。このとき代謝は低く、思考はしずまり、身体の感覚や時間の感覚が薄れてきて、周囲との一体感を感じるような心地いい状態になり、心の平安、静寂を感じ、静かな喜びに包まれます。

その心の平安、静寂は、瞑想が終わったあと、日常生活でもしばらく続きます。

⑫ 本当の価値観や願望に気づく

マインドフルネス瞑想をすると、思考がしずまり、感覚が鋭敏になります。すると、ワクワク感や、心からの欲求、願望にも気づきやすくなります。さらに、自分の思考や感情を日常的に観察することで、自分の価値観や使命とつながることができます。

⑬ 自分らしい人生を実現できる

集中力が養われると、目標から遠ざかりそうになっている自分に気づき、本来の目標のほうへ引き戻す力が高まります。自分がやるべきことに集中して、やめるべきことをやらなくなると、自己信頼感が高まります。すると、自分は最善の未来を切り開いていけると心から信じられるようになります。

また、自分の思考や感情も「客観視」するトレーニングによって、自分が持つ、否定的な思考の癖にも気づくことができるようになります。すると、無意識の思いや考えに振り回されることが減り、それまで縛られていた思い込み、固定観念からも解放され、より自分らしい人生を実現することができるようになります。

マインドフルネスで省エネ脳になる

マインドフルネスのトレーニングによって、脳が疲れにくくなることが明らかになっています。

脳の神経回路は、意識的、意図的なことをしていないときでも常に働いています。これを、「デフォルト・モード・ネットワーク（DMN）」といいます。DMNとは、車にたとえるとアイドリング状態のこと。車は、静止しているときでもエンジンを起動させたままアイドリングし続けていることで、いつでも発進することができます。しかし、このアイドリングが過剰になりすぎると、ガソリンを消費し、燃費が悪くなります。

脳も同じです。

脳は意識的な活動をしていないときにも、いざというときのために常に働いています。何もしていないときでさえも、無意識にいろいろなことを考え続けているのです。車のアイドリングが過剰になりすぎると、静止していてもどんどんガソリンが減っていくのと同じで、無意識の思考が過剰になると、エネルギーがどんどんもれていきます。

ＤＭＮが過剰に働き続けると、無意識のうちに未来について考えて不安になったり、過ぎ去ったことを思い出して後悔したりするようになります。脳のアイドリングが激しくなると、怒り、後悔、不安、心配、嫉妬、悲しみ、優越感や劣等感を感じる思考が癖になり、心がゆらいで、不安定になります。ひどくなると、うつなど心の病になるリスクもあります。

そのような、現代社会に生きる誰もが抱えがちな、考えすぎによる脳のエネルギーもれを抑える効果があるとして、注目されているのがマインドフルネスです。

近年、アイドリングストップ機能がついた車や、ハイブリッドカーなど車の省エネ化が進んでいますよね。50年前の車に比べると、比較にならないくらい燃費がよくなりました。脳に対しても同様の効果がマインドフルネスを習慣化することで得られます。マインドフルネス瞑想をすると過剰なＤＭＮがしずまります。

つまり、燃費の悪い考えすぎる脳が、燃費のよい省エネ脳に変わっていくのです。

アメリカの大学でマインドフルネスを研究するデイビッド・クレスウェル氏は、マインドフルネスを体験したことのない35人を集め、半分の人には瞑想と散歩やストレッチなどをマインドフルにやってもらい、もう半分の人たちには、散歩やストレッチなどリラックスした状態で実践する3日間の実験合宿を行いました。

その後、脳の状態を比べてみると、前者のマインドフルネスにとり組んだチームの脳は、ＤＭＮの無駄な消耗が抑制されたといいます。大脳の司令塔とも呼ばれる前頭葉の一部の「ＤＬＰＦＣ」（背外側前頭前野《はいがいそくぜんとうぜんや》）という部位が活発になり脳の過剰な働きを抑えて、バランスよく働き、コントロールしてくれることがわかったのです。つまり、たった3日間のマインドフルネスの実践で、脳が疲れにくい働き方に変化したということです。

第3章からお伝えするマインドフルネス瞑想を実践することで、未来を思いわずらうことが減り、過去を思い出し後悔することが減っていきます。

頭の中の妄想が減ることで、「今ここ」の現実に意識を向ける割合が一日の中で増えていきます。

脳はもともとネガティブ思考

脳はもともと「ネガティブ」になりやすいという性質があります。

あなたにも、ほめられてうれしかったことは数日で忘れるけれど、誰かに言われたイヤなことは何年たっても覚えているという経験はありませんか？

私たちの脳は、ネガティブな情報に敏感です。

「よいニュース」より「悪いニュース」のほうに意識が向かいやすいのです。その理由は、人類の進化の歴史にあります。

原始時代、人は動物に襲われて死ぬことがないように、食料を得るために戦い、ときには天敵から身を守るために走って逃げるなど、命がけの生活をしていました。そのため、私たちの脳は、同じ失敗を繰り返さないよう、未来を予測して進化してきたのです。危険に遭遇したとき、即時に「海馬《かいば》」にある過去の危険や脅威のリストと照合します。過去のネガティブな「記憶のデータベース」と照らし合わせ、それが脅威になるかもしれないと判断されると、「扁桃体」が活性化されます。すると、自律神経の中枢である「視床下部」が「脳下垂体」を促し、コルチゾールやノルアドレナリンなどのストレスホルモンが血液中に送り出されます。ストレスホルモンが分泌されると、心拍数が上がり、心も、身体も、緊急戦闘モードに切り替わります。「扁桃体」に脳全体がハイジャックされると臓器や筋肉が「戦うか逃げるか」の準備態勢に入り、理性が働かなくなるのです。

この反応は、瞬時に、無意識に起こります。

この働きのおかげで、私たちの祖先は、生き残り、子孫を残し、命をつないでこられたのです。

ネガティブな心の癖も、これまで厳しい自然の中で生き延びるうえでは必要でした。だから、脳がネガティブになりやすいのは、ある意味しかたのないことかもしれません。

しかしながら現在の日本においては、生命の危機にさらされることは稀です。猛獣に襲われたり、餓死したりする確率はほとんどなく、仕事のミスが命に関わることもありません。

食べ物も、家もある。この本を読む余裕もあるのです。このように安心、安全な現代社会で、狩猟時代のネガティブな心の癖が残ったまま、このネガティブ思考が過剰に働くとどうなるのでしょうか。

将来起こってほしくないことを考えたり、過去のいやなことを思い出したりする妄想によって、ストレスが発生します。ネガティブな思考を繰り返していると、それがパターンになり、その思考の癖によって、慢性的にストレスを感じるようになるのです。

そして同じ失敗をしないように、いやな思いをしなくてすむように警戒し、それが過ぎると自分がやりたいことにもチャレンジできなくなります。自分のやりたいことのために、一歩を踏み出すこともできなくなるのです。

このように苦しみを感じやすい脳を、構造そのものから変えることができるのがマインドフルネスです。

マインドフルネスでは、普段は一体化している自分の身体の感覚や心（思考や感情）を、少し引いたところから、観察していきます。今に意識を向けることで、不安や後悔を生む妄想が止まります。

実際に「脳の構造に変化が起こる」ということが科学的に証明されています。ハーバード大学の研究によると、毎日、定期的に、約30分のマインドフルネスを8週間実践した人たちは、学習や記憶に関わる「海馬」の灰白質が5％増大し、情動に関わる「扁桃体」は5％減少していました。

つまり、マインドフルネスを実践すると、ストレスに対する過剰な反応が抑えられ平常心を保ちやすくなるのです（うつ病の人はこれとは反対に、「海馬」が減少し、「扁桃体」の動きが過剰になる傾向があります）。「扁桃体」が縮小すると、過剰な不安感や警戒心が緩みます。「海馬」や「前頭前皮質」の灰白質が増加し、感情の調整能力（ＥＱ）や思いやり、共感力も向上していきます。

つまり、脳がストレスを感じにくくなり、現代社会でよりよく生きるために、最適化された脳にアップデートされるのです。その効果は、脳科学的にも証明され、認知療法の枠組みでも採用されています。

脳は考えすぎて疲れている

近年の研究で、私たちは一日の半分近くの時間を、無意識の自動思考状態（マインドレスネス）で過ごしており、それによりストレスを感じていることが明らかになってきました。人は、1日に6万～8万回思考するといわれ、しかもそのうちの8割は前述したようにネガティブな内容になる傾向があるのです。無意識の思考は、感謝や思いやりの心よりも、不足や不安に偏りやすいのです。

もちろん、考えること自体は、悪いことではありません。無意識の思考に流されて、思考していること自体に気づかず、思考をコントロールできないことが問題なのです。思いや考えは、自分の意思とは関係なく、自動的にわいてきます。この無意識の自動思考が過剰にネガティブに偏ると、心身の健康や、仕事や人間関係に悪影響を及ぼします。たとえば、無意識の思考が不安を煽るものであれば、不安を感じやすくなり、自信をなくすようなものであれば、自信がなくなってきます。

いつも自分や他人を責めたり、自信ややる気を奪うような妄想にどっぷりとつかった状態が長い間続いているとしたら、落ち込んで元気がなくなったり、思い詰めて、うつになったりするのは当然ともいえるかもしれません。それでは、このような悪循環を断ち切るにはどうしたらいいのでしょうか？


それにはまず、無意識の思考に「気づくこと」が必要です。

「気づくこと」で、思考と距離ができます。

「気づくこと」で、それ以上、その思考にエネルギーを持っていかれなくなります。


「自分が今、何を感じているのか？」

「頭の中にどんな思考がわいているのか」

自分の心を客観的に見ることができるようになると、不快な感覚や感情に振り回されることが減ります。感情を適切に調整できるようになります。

たとえば、

「気分が悪くなることを考えてるなぁ」

「今、頭の中が混乱しているなぁ」

と気づくと、それ以上大きくなりません。気づくことで、その思考や感情がドミノ倒し的に広がっていくのを止めることができるのです。このような「気づき」を繰り返すことで、無意識の思考によるエネルギーもれが減り、心にエネルギーがたまっていきます。

心の癖が変わると、脳の構造も変わります。過剰すぎるＤＭＮが適切に調整され、心配や後悔、嫉妬や怒りなどのネガティブな思考の癖も変わっていき、自然に前向きにとらえられるようになります。

◌ マインドフルネスは感受性を高める

私たちは、普段は頭の中の声、つまり「思考」を「私」だと思っています。ですが、「思考」は「私」の一部でしかありません。

心には大きく分けて２つの領域があります。マインド（考える）とハート（感じる）です。

この２つは反比例する関係にあります。

たとえば、意識を耳に向けてください。遠くのほうの音を聞いてください。

その瞬間、少し頭の中が静かになる感じがしませんか？


100%何かを感じているとき、感覚に意識を集中させているときには、思考がオフになります。それとは逆に、何かを考えているときには、感じるセンサーが鈍ります。

たとえば、人と話しているときに、何かを考えていると、相手の声が聞こえていないことがありますよね？　それは、頭の中の妄想にひたっていて、相手の話を聞くことに意識が向かっていないからです。


このように頭の中の世界にどっぷりつかっていると、今ここの、現実の感覚が薄れていきます。

マインド（考える）とハート（感じる）は反比例するというのがなんとなくおわかりいただけたと思います。

この関係性を理解しておくと、瞑想を深めるコツが見えてきます。

100%感覚に集中したとき、思考はしずまります。

感覚に意識を向けることで、心の働きが静かになり、心身の一体感が増してきて、安定していきます。

だから、瞑想では感覚に意識を向けることを大切にします。さらにその感覚への集中が深く、長続きするようになると、結果として、無思考状態（無我の境地）が訪れます。

これは、考えないようにしよう！　無我になろう！　とするのではなく、感覚に意識を向け続けることで、結果として訪れるものです。

瞑想は、マインド（考える）をしずめて、ハート（感じる）を活性化させる時間といえます。もちろん、社会で生きていくうえでは、頭で計算してものごとを段取りしていく必要がありますが、マインド（思考）には、よいとか悪いとか、善か悪か、損か得かなどに分け、分類する性質があるので、「頭でっかち」に偏る傾向があり、その結果、生きづらくなります。

考えすぎで頭でっかちになっていると、何に対しても損得、善悪、快・不快などで考えるようになります。そして自分や人を裁くようになります。不快な感情や感覚を避け、抑圧するようになります。その結果、チャレンジできない、人とつながれない、人の感情に共感できない、ということが起こるのです。

特に大人になると、やるべきことに追われ、考えてばかりで感じることがおろそかになりがちです。

大切なのはバランスです。マインド（考える）に偏っているなぁと思ったら、瞑想で、ハート（感じる）を活性化させて、バランスをとりましょう。

自然の中を散歩したり、マインドフルネスで感覚を意識する時間を持つことで、子どものころのようなみずみずしい感受性がよみがえってきます。

すると、自分のやりたいことに気づいたり、自然の美しさや季節の移り変わりに感動したり、人の感情に共感したり、すでに身近にある小さな幸せにも気づくことができるようになります。

日常生活の中で、デジタル機器や考える力をオフにして、感じるセンサーをオンにする時間を意識して持つことで、心のバランスがとれるようになるのです。

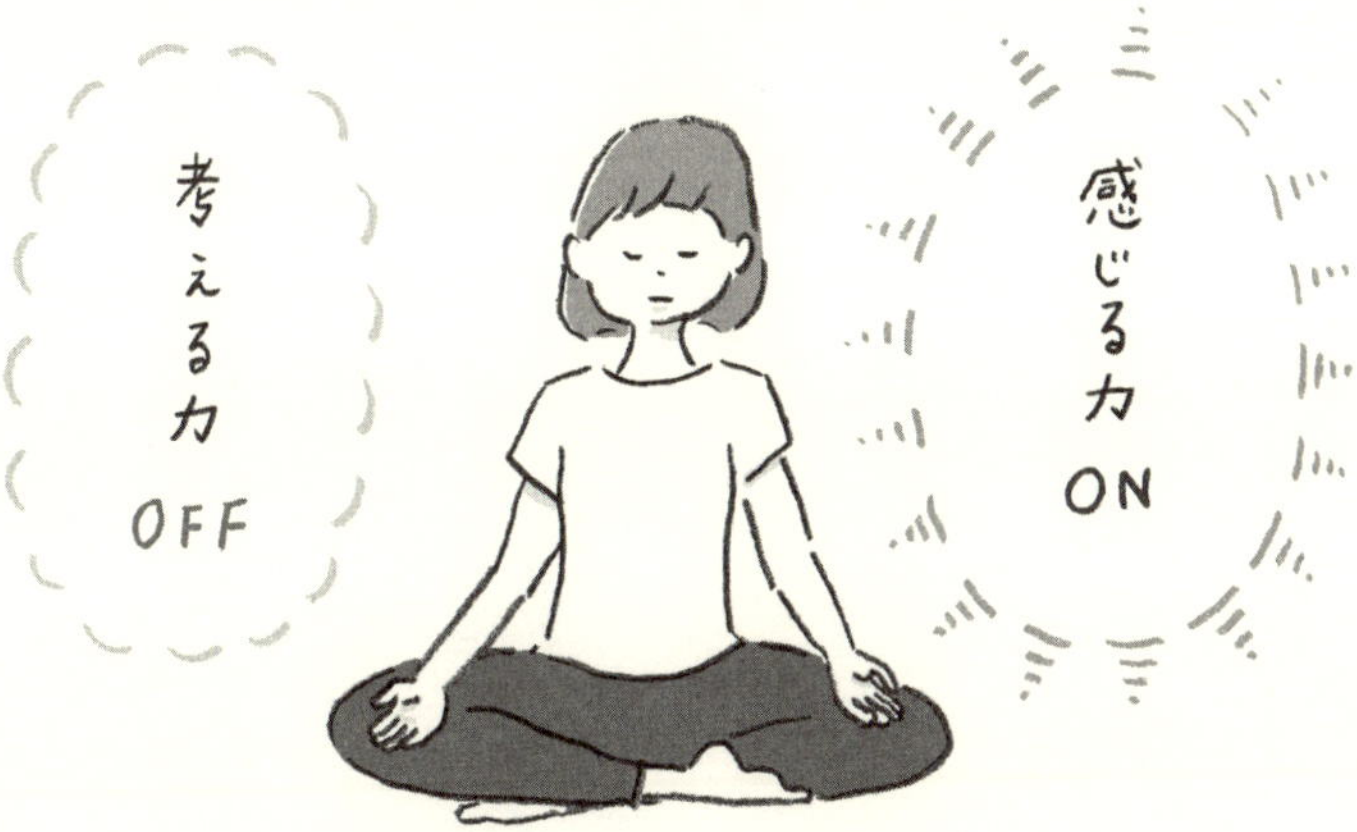

マインドフルネス瞑想をすることで思考がオフになり、感じる力がオンになる。

第2章

「気づき」で人生が好転する

マインドフルネスは気づきを養うトレーニング

マインドフルネスを漢字にすると、「念」「自覚」「注意」「観察」「観照」です。

他の瞑想法との大きな違いは、気づく力（アウェアネス）を鍛えるところにあります。

マインドフルネスは、何かを信じる必要もなければ、神秘的なものでもありません。

瞑想や日常生活で今この瞬間、自分の内側と外側で起こっていることを自覚する力（メタ認知能力）を鍛えるメンタルトレーニングであるともいえます。

なぜ「気づく力」を鍛える必要があるのでしょうか？

それは、気づくことで自分の心を浄化することができるからです。

私たちの心は、年をとるにつれ、頭の中の思考、物語を通して世界を評価、判断するようになります。さまざまな記憶、感情が蓄積していくことで、子どものときのように、まっさらな心で、世界をありのまま見ることが難しくなってくるのです。だから、ときおり、自分の心を観察する必要があるのです。

一般的な瞑想（サマタ瞑想）では、呼吸をコントロールして、一点に集中します。対象に極度に集中した状態をつくり、この集中力が強くなり、長続きするようになると、心の働きが止まります。脳波も変わり、変性意識状態になり、とても気持ちのいい状態になります。いわゆるスポーツの世界では、フローやゾーン、瞑想の世界では禅定《ぜんじょう》といわれる超集中状態です。

でも、マインドフルネスは、ここに達することを目的にはしていません。私が指導するときも、呼吸法や集中系の瞑想もあわせて実践していますが、あくまでそれは導入部分。マインドフルネスの本質は、「気づき」だからです。

気づくことで自分の心を浄化することができます。心を水にたとえてみましょう。コップに水と土を入れてかきまぜてしばらく放っておくと、底のほうに汚れが沈殿しますよね。一時的に、水は透き通ってきれいになったように見えます。ですが実際には汚れは残ったままです。かきまぜればまた元の汚れた水になってしまいます。

心も同じです。

心を一点に集中させると、心のさざ波が止まり、一時的に無色透明になります。ですが、奥のほうにネガティブな癖は残ったままです。同じ条件に触れると、すぐに同じパターンに巻き込まれます。では、その汚れをとり除くにはどうしたらいいのか？

それは、気づくこと。気づくことで、自分の心の癖やパターンがわかり、それを変えることができるのです。


私自身、世界35カ国を回ってさまざまなヨガや瞑想を実践してきました。その中で、現実レベルで最も効果を実感したのが、この気づきのトレーニングでした。

20代のころ、人里離れた非日常的な環境で、一日中、集中系の瞑想に没頭していた時期がありました。深い瞑想状態で、内側から喜びがわき上がってきたこともあります。それは、ずっとその感覚にふけっていたいと思えるほど、気持ちのいい状態でした。

一時的に悟ったような気さえしました。

でも、それから数日、日常生活に戻れば、また元の自分に戻ります。いつものパターンで妻とケンカしている自分がいます。ヨガや瞑想を実践しても、何も変わっていない自分がいることに気づきます。また同じ条件に触れると、すぐに同じパターンに巻き込まれてしまうのです。

そして、しばらくするとまたあの快感を味わいたいと思うようになり、仕事を休んで山にこもる。そんなことを繰り返した時期がありました。一時的に深い瞑想状態を体験したといっても、日常レベルでは何も変わらない……。そんな時期にマインドフルネスに出会い、気づく力（アウェアネス）の大切さを知りました。

問題を解決するには、自分の癖や、ネガティブな部分にも目を向けて、そのパターンを緩めることが大切ではないのか？　そのように思うようになりました。

それ以来、毎日実践、指導しているヨガの練習も、この気づく力（アウェアネス）を高めることに重点をおくようになりました。さらには、日常生活の身体と心を観察するようにしていきました。自分のズルさや弱さ、それまで見ないようにしていた心の癖やネガティブな感情と向き合うことは、最初はつらかったですが、続けていくと徐々に変化があらわれてきました。妻とのケンカは激減し、グルグルと考えすぎることも減りました。しだいにいやな気分を引きずることが減り、気持ちの切り替えも早くなりました。

マインドフルに感覚や感情を対象化して観察する練習をしていったことで、それまでと同じ状況になっても、そのパターンに巻き込まれず、思考や行動を意識的に選択できるようになったのです。これは私だけでなく、生徒さんや本の読者の方からも同様の声をたくさんいただいています。

その体験から一点に集中する力を高めるだけでなく、気づく力（アウェアネス）も養うことが大切だと思うようになりました。特に、私たち現代人は、考えることばかりにとらわれていて、感情や身体の感覚など、自分自身に起きている他の事柄にはあまり気づいていません。

瞑想で身体と心を観察していくと、気づく力（アウェアネス）が高まり、

「自分が今何を感じているのか」
「頭の中にどんな思いや考えがわいているのか」

を自覚しやすくなります。自覚することで、普段は一体化している思考と距離ができます。すると思考を手放したり、選択し直したりできるようになります。ものごとのとらえ方が柔軟になり、感情を調整できるようになるのです。

たとえば、仕事中、1時間も前に上司から言われたいやみを思い出し、「あの言い方は

なんだよ」と何度も思ってイライラしている場合、

「今、私の中にイライラがある」

「首や肩が緊張し、呼吸が浅くなっている。心がざわついていて、集中力が落ちている」

「私はそのことに気づいている」


こんなふうに自覚できれば、その考えや感情を手放すことができます。意識的に深呼吸をしたり、ストレッチをしたりして、気分を変えることもできます。神社仏閣など自然豊かな場所に出向き、視点を切り替えて、過剰なストレスや感情、さらにはイライラの根っこにある受けとり方を緩めることができます。このように、気づくことで、身体の状態を変えたり、環境を変えたり、考え方を変えて、主体的に気分を変えることができます。

未来や過去にさまよう心に気づき、今に意識を向けることで、仕事や勉強、遊びのパフォーマンスが高まります。思考がつくり出すストレスから解放されて「今ここ」にあるリアリティをよりはっきりと感じとれるようになるのです。

注意力とメタ注意力が養われる

瞑想の実践方法はシンプルです。

マインドフルネス瞑想でやることとは、意識を「今ここ」に向けて、心が「今ここ」から離れたことに気づいたら戻し、また離れたら気づいて戻しを繰り返す、これだけです。いい換えると、マインドレスネス（我ここにあらず、自動操縦、エゴ、妄想、無意識）になっていることに気づいたら、マインドフルネス（覚醒、集中、気づき、自覚、無意識の意識化）に切り替える、脳と心のトレーニングなのです。

この練習によって、気づく力（アウェアネス）が鍛えられていきます。

注意の対象はさまざまですが、基本は、呼吸です。呼吸の身体感覚に意識を向けて、意識が別のところに行ったら「ハッ」と我に返って「戻す」、というのを繰り返していきます。

その繰り返しによって、「注意する力」と、注意がそれたことに気づく「メタ注意」（自分を超えた視点）が養われ、集中力が長続きするようになります。

筋トレすると、それまでの負荷が軽く感じられるようになってくるのと同じで、毎日繰り返し練習することで、集中力や気づく力（アウェアネス）が高まっていきます。そして瞑想で鍛えた「集中力」や「気づく力」は、日常生活のすべてに広がっていきます。

たとえば、自分の価値観や目標から遠ざかりそうになっていることに気づいたら引き戻すことができるようになります。ほかにも、過去の失敗を思い出したり、将来起こってほしくないことに意識が向かっていると気づいたら、今できることや、最善の未来に注意を向けることができるようになります。瞑想で「意図的な注意」を訓練すると、何に注意を向けるかを選択できるようになります。

その結果、意志力、自制心、集中力が高まり、仕事の効率も上がっていきます。

マインドフルネス瞑想のポイント

マサチューセッツ大学医学部名誉教授のジョン・カバット・ジン博士は、マインドフルネスを「瞬間、瞬間の体験に対して、いっさいの価値判断をしないで、意図的に注意を払うことによって実現される気づき」と定義しています。かみ砕いていうと、

「今、ここ」＋「ジャッジしない」＝「気づき」

今、この瞬間に注意を向けて、あるがままを観察し続けていることで、気づいている状態が連続します。

瞑想の実践方法を次章でお伝えする前に、ここではマインドフルネス瞑想のポイントを細かく解説していきます。ポイントは以下の4つです。

1 今、ここ

「今、ここ」とは、瞬間、瞬間に、注意を向け続けること。一つの瞬間から次の瞬間へと、気づきが連続していくことが大切です。

マインドフルネスの語源は漢語で「念」。仏教用語では「サティ」、日本語では「気づき」「自覚」。「念」という言葉を2つに分けると、「念」＝「今」という瞬間に＋「心」をおくこと。つまり、今この瞬間にぴったりと心を寄り添わせている状態のことです。

こんなトレーニングが必要なくらい、私たちの心は「今、ここ」にとどまるのが苦手です。心はすぐに過去や未来にさまよってしまいます。瞑想中に、過去や未来に意識が向かっていることに気づいたら、「今、ここ」に意識を戻していきましょう。

「今、ここ」に焦点を当て続けていくことで、未来に対する不安や恐れ、過去への後悔や記憶など、もろもろの妄想から生まれる苦しみからも解放されていきます。対象を定め、興味深く観察し続けることで、徐々に頭の中が静かになり、心にエネルギーがたまっていき、心が落ち着いてくるのを実感するはずです。

2 ジャッジしない

ジャッジしないとは、快、不快、よい、悪いなどの評価や判断をしないこと。マインドフルネスでは、思考や判断等のフィルターを通さずに、「今ここ」の現実をダイレクトに感じとることを目指します。解釈や推測、先入観ではなく「事実」のみをありのまま眺めていきます。しかしながら私たちの心は、すぐにジャッジしたがる傾向があります。何かを見た瞬間、誰かに会った瞬間、何かを聞いた瞬間に、快、不快、よい、悪い、きれい、汚いなどの評価や判断が瞬時に生まれます。

瞑想中は、不快な感覚や状況に対しても抵抗せず、反発しないようにします。また、心地のいい感覚や特定の状態を過剰に求めることもやめましょう。心地のいい感覚を求めすぎたり、不快な感覚をいやがりすぎたりすると、それにとらわれてしまい、今ここの現実をあるがまま受け入れることができなくなります。心地よい、よくない、うまくいっている、いっていないなど、評価や判断を入れずに、ありのままを観察していきます。

なるべく音や感覚、その刺激のみを五感で受信し、その感覚刺激からイメージや判断、解釈に発展させないように気をつけましょう。脳を受信専用に切り替えるイメージで、その刺激だけを受けとり続けていきます。

とはいえ、マインドはジャッジすることが仕事のようなもの。ジャッジしていることに気づいたら、そのことについてジャッジしないようにします。「ジャッジしたなぁ」と気づき、ただ理解するだけにしておきます。

たとえば、外から何かのエンジン音が聞こえた瞬間に、心は反応します。「うるさいな！」と嫌悪で反応することもあれば、「原付の音かな？」などと想像したり、分析したくなるかもしれません。その反応パターンは人によって違いますが、大切なのはその反応に気づくことです。

「音が気になった」「原付のイメージがわいた」「うるさい！と思った」ことを理解します。

そして、自分の心の無意識の反応を意識化したら、また淡々と、注意の対象に意識を向けていきましょう。

このように「ジャッジ」せず、理解することで、気づきが連続し、自己洞察も深まります。

3 受容する

ジャッジしないとは、「受容」すること。

「否定もせず、肯定もせず、受け入れる」「ありのままを理解する」といい換えることもできます。または、「今という瞬間に心を開き続ける」「自分の呼吸や気持ちに寄り添う」「思いやり深く、感じる」といってもいいでしょう。

なぜ受け入れることが大事かというと、不快な感覚をなくそう、排除しよう、とすればするほど、その感覚は強くなるからです。

不快な感覚や感情をジャッジして、いやがればいやがるほど、その感情にとらわれて、その感情はさらに強くなり、その反応パターンが強化されていきます。また、ネガティブな感情を抑圧すると感受性が鈍り、ポジティブな感情を感じにくくなります。

ですから「痛み」や「かゆみ」などの不快な感覚も、その感覚がそこにあるのを許し、そのままにしておきましょう。また、ネガティブな自分にふたをして、ムリにポジティブになろうとする必要はありません。落ち込んでいるときは落ち込んでいるまま、悲しいときは悲しいまま、そんな自分をまるごと認めていきましょう。

マインドフルネスで受容的なあり方を養うことで、不快な感覚や感情を自分で昇華する心の器が育ち、それにとらわれることが減っていきます（不快な感覚や感情との向き合い方は、のちほど詳しく解説します）。

4 脱同一化

瞑想中は、一つの考えの中に入り込まず、まるで流れていく雲を眺めているときのように受け流していきましょう。思考に気づいて手放す、これを繰り返すことで、思考を、空の雲のように自分と関係なく流れるものと見なす視点（脱同一化）が養われます。

瞑想は、自分の心に浮かんでくる考えと一体化しない練習でもあります。

突き詰めると、マインドフルネスとは「脱同一化」のこと。

私たちは普段、思考・感情と一体化しています。勝手にわいてくる思考や感情と一体化し、それをもとに判断したり行動したりしています。勝手気ままにわいてくる思考「そのもの」になっています。これが、マインドフルネスの反対の状態であるマインドレスネス（無意識の自動操縦状態）です。

一方で、マインドフルネスでは、自分と思考・感情を同一視しません。自分の心を客観的に見つめていきます。思考「そのもの」ではなく、その思考を観察する側にいます。それは映画の「主人公」ではなく「観客」に視点が切り替わるイメージです。

マインドフルネスで気づく力（アウェアネス）を養うと、「思考」＝「自分」だと信じ込み、思考とべったり一体化している状態から、「思考」≠「自分」に切り替わります。

自分の思考と脱同一化することで、自動的にわいてくる思考と距離がとれるようになります。瞬間、瞬間、移ろい続けているあるがままの現実と、頭の中の妄想・解釈を分けられるようになります。

事実と解釈を分けられるようになると、心に浮かぶ考えを全部鵜呑みにすることが減っていきます。すると、その考え方を手放したり、変えたりして、過剰なストレスをコントロールできるようになるのです。

ちなみに、この脱同一化を理解するために、仏教や禅では、無我（これは「私」ではない）と教えます。また、ヨガでは、思考や感情は「偽の」自分で、「本当の」自分（真我《しんが》）は観察している意識（アウェアネス）であると表現します。

このような概念に接した最初は、哲学的な話は難しく、スピリチュアルな考え方のように私も感じましたが、瞑想を実践するにつれて、これは素晴らしい智慧《ちえ》だと思うようになりました。思考と自分を区別できていない人は、自分の考えが真実の自分であると思い込んでしまいます。思考と自分を区別できるようになると、心を上手に使うことができるのです。

瞑想には3つの種類がある

瞑想には、主に3つの種類があります。

① 止《し》の瞑想（集中瞑想）

サマタ瞑想といわれます。これは一点集中型の注意（フォーカスアテンション）です。

一つの対象を決め、そこに意識を集中させる瞑想です。基本的に意識を向ける対象は呼吸ですが、ロウソクの火、声や文字などでもかまいません。注意が対象からずれたら、すぐに対象に戻すことで集中が深まります（一つの対象に集中が持続し続けると、心の働きが止まることから止の瞑想といわれます）。

たとえるなら、レーザーポインターの光。ダーツのような注意の質です。

② 観《かん》の瞑想（観察瞑想）

ヴィパッサナー瞑想、気づきの瞑想といわれます。こちらは開放的な注意（オープンモニタリング）です。

注意を一つの対象に定めずに広げていき、皮膚の内側と外側で起こっていることをあるがまま観察する瞑想です。五感の感覚や、瞬間瞬間に移ろう思いや考えを観察します。

たとえるなら、車を運転するときや、空間全体を照らす部屋の照明のような注意の質です。

③ 慈悲の瞑想

慈悲の瞑想、思いやりの瞑想といわれます。これは、思いやりを養い、心を理想的な状態に維持する瞑想です。瞑想を深める穏やかな心を育みます。他人の幸せを願うと、幸福感が高まります。

マインドフルネスはこれらの瞑想をもとにしたものです。

この3つの流れで行う場合は、止の瞑想で集中力を高め心を安定させてから、観察瞑想に入るとよいでしょう。呼吸や身体の感覚を観察し、慣れてきたら心も観察していきましょう。慈悲の瞑想は、瞑想の前後や日常生活で実践してください。

脱自動化

私たちの自我（エゴ）は、プログラミングのようです。

このプログラミングは、記憶でできています。特に情動の記憶と密接につながっています。小さいときの感情の体験、喜び、悲しみ、寂しさ……それらの記憶、印象をベースに、独自の思い込みが加わった信念体系ができてきます。赤ちゃんのときから「自分はダメなやつだ」と思っている人はいませんよね。生まれつき、「私は愛されていない」「私は人前で話すのが苦手だ」と信じている人もいません。

このような信念、思い込みは、これまでの経験から後天的につくられたものなのです。その信念は人間の心の、90％以上を占める潜在意識に染み渡り、無意識的に行動を決めるようになります。

これは自動車の運転のようなものです。はじめのうちはさまざまなことに頭を使って疲れますが、慣れてくるとパターン化するので、それほど頭を使わず運転できるようになります。これと同じで、繰り返されパターン化することで、頭を使わず自動操縦状態で行動するようになるのです。


習慣化、パターン化することで何も考えなくてもできるようになるというメリットもありますが、デメリットもあります。自分の理想や価値観に合っていない信念やセルフイメージを強く信じている場合、生きづらくなります。その自動反応パターンが何度も何度も繰り返されることで、その信念が強化され、コントロールがきかなくなります。「わかっちゃいるけど、やめられない」「なんでかわからないけれど、いつも思ってしまう」といったような自動操縦状態になってしまうのです。

こうしたプログラムは、どうやってできたのでしょう？
私は誰か？　人間とは？　世界はどういうところか？
といったセルフイメージ、人間観や世界観は、だいたい10歳くらいまでに思い込みがつくられるといいます。一度その信念が形成されると、その後の人生の物の見方、考え方が行動の基準となり、パターン化します。

このような信念は、幼少期に育ったコミュニティの影響を受けています。親、学校の先生や環境によって色をつけられ、その色で、自分や世界を認識するようになります。つまり、私はどういう人間か（セルフイメージ）も、この世界はどういうところかも、自分で選んだわけでなく、誰かにつけられたもの、誰かから教わったものなのです。

私は〇〇で、このような価値観を持って、こう反応しよう、と選択したわけではないのです。それは偶然、もしくは親や先生の影響でできた、自分では意図していないプログラムです。もしも、その思い込みやパターンが、自分の価値観や理想を実現するものであれば、特に問題はありません。しかし、その思い込みやパターンが、自分の価値観や理想から遠ざかるものであれば、見直していく必要があります。

たとえば、過去に失敗したできごとや、評価されなかったことに対する自責の念、劣等感が強く、「自分は無能なダメ人間だ」と信じた場合、そのイメージと一体化することで、何かをやろうとするたびに、「自分にはできない」と感じ、自分自身の本音を無意識に抑えがちになります。

また、親やパートナーに大切にされなかった寂しさが強く印象として残っている場合、「どうせ私は愛されない」「私を愛してくれる人なんて誰もいない」と信じ込み、まるでそれを証明するかのように異性と近い関係になるのを避けたりします。

ほかにも、過去に人前で話をしたことで恥ずかしい思いをしたという経験がある場合、「私は、人前で話すのが苦手だ」と信じ込み、人前で話をすることに強烈な苦手意識を持つようになり、実際に人前に立つと顔が赤くなったりします。

このように過去の失敗経験による情動の記憶、小さいころから無自覚に受け入れてきた、親の価値観や常識、セルフイメージが生きづらさの原因になっている場合、そのプログラミングを書き替える必要があるのです。しかし、先ほども言ったようにこれらのベースにある信念は、心の90％以上を占めるほど染みついています。それゆえ、私たちの日常行動は、そのほとんどが自動化して、無意識にやっているのです。では、どうやってパターンを変えるのか？

それは、自覚することです。つまり「無意識の意識化」です。

当たり前のように聞こえるかもしれませんが、私たちが自動化しているときは、自動化していることを自覚していません。自覚を必要としないのが、自動化した状態（マインドレスネス）なのです。つまり無意識の自動操縦状態のときは、このような刺激がきたらこう反応するなぁとか、パターンになっているなぁとか、いちいち自覚していないのです。この自動反応を変えるには、「無意識を意識化」すること、「自覚する」ことで、自動運転から手動に切り替えることができます。繰り返し自覚が大切であるとお伝えしているのは、自動化した心の動きと「脱自動化」し、プログラミングを書き替えるためです。

気づくことで、過剰にネガティブな思考がふっとわいたとき、「って思ったけれど、本当？」と、思えるようになります。

「自分はダメ人間だ」と思ったけれど、本当？

「私は愛されていない」と思ったけれど、本当？

こんなふうに自動的にわいてくる思考に気づいて、疑ってみることで、自分を苦しめるイメージや考え方と「脱同一化」することができます。そして、いつからそのような思い込みを持つようになったのか、これはどこからきたのか？　その原体験を探ってみることでも、その思い込みの力が弱まります。

さらには、「私は能力がある人間だ」「私は愛されている」と思い直してみたり、その前提で行動したり、ふるまってみることで、根っこにある信念やセルフイメージも変わっていきます。

小さな「気づき」を繰り返し、自動的、反応的な行動パターンに意識の光を当てて理解することで、否定的な思考や感情に振り回されることが減ります。瞑想で「気づく力」（アウェアネス）を高めることで、より自分の価値観に合った行動や考え方を選択できるようになるのです。

刺激と反応の間にスペースをつくる

私たちの周りでは、毎日いろいろなことが起きています。何か刺激（できごと）があると、それに反応して自動的に思考や感情がわいてきます。通常、私たちは、そうした思考や感情に反応して、行動しています。

たとえば、部下に頼んでおいた資料が、指示した通りにできていなかったとき、イライラして「時間がないのに、何度言ったらできるんだ！」と思わず怒鳴ってしまったり、子どもがグズグズしている様子に「早くしなさい！」と怒ってしまったり……。こうした言動は、わいてきた感情や思考に振り回されて、反射的に起こしたもので、パターン化されたものです。ときどきなら問題はないと思いますが、いつも衝動的な言動をとる人には近寄りたくないものです。では、感情や思考に振り回されず、もっと主体的に生きるにはどうしたらいいのか。その答えは、繰り返し何度もお伝えしている自覚（気づき）です。

自覚によって、刺激と反応の間にスペースをつくることができます。気づくことで、心の一時停止ボタンを押して、「自動モード」から「手動モード」に切り替えることができるのです。

たとえば、人から不快なことを言われ、「怒り」がわいていることに気づいたとします。まず「怒り」の感情がわいてきていることを自覚することが大切です。気づくことで、脱自動化できます。いつもなら反射的に言い返していたところで、いったん間（スペース）をつくることができるのです。

相手からの刺激と自分の反応の間にスペースをつくると、「冷静に話してみる」「相手と少し距離をおく」「深呼吸をして落ち着く」など、反応を選択できるようになります。

もう一つ例を挙げます。友人に送ったメッセージが、既読になっているのに数日たっても返事がこない……そんな状況で「私は嫌われているのかな」と考えて不安になっていたとします。いつもなら、その不安に巻き込まれてしまうところですが、自覚することで、刺激と反応の間にスペースが生まれ、その反応を選択することができます。「嫌われたかな……って思ったけれど、本当かな？」「忙しいだけかもな」「実際はわからない」と意識

スペースをつくると思考や感情に振り回されなくなる

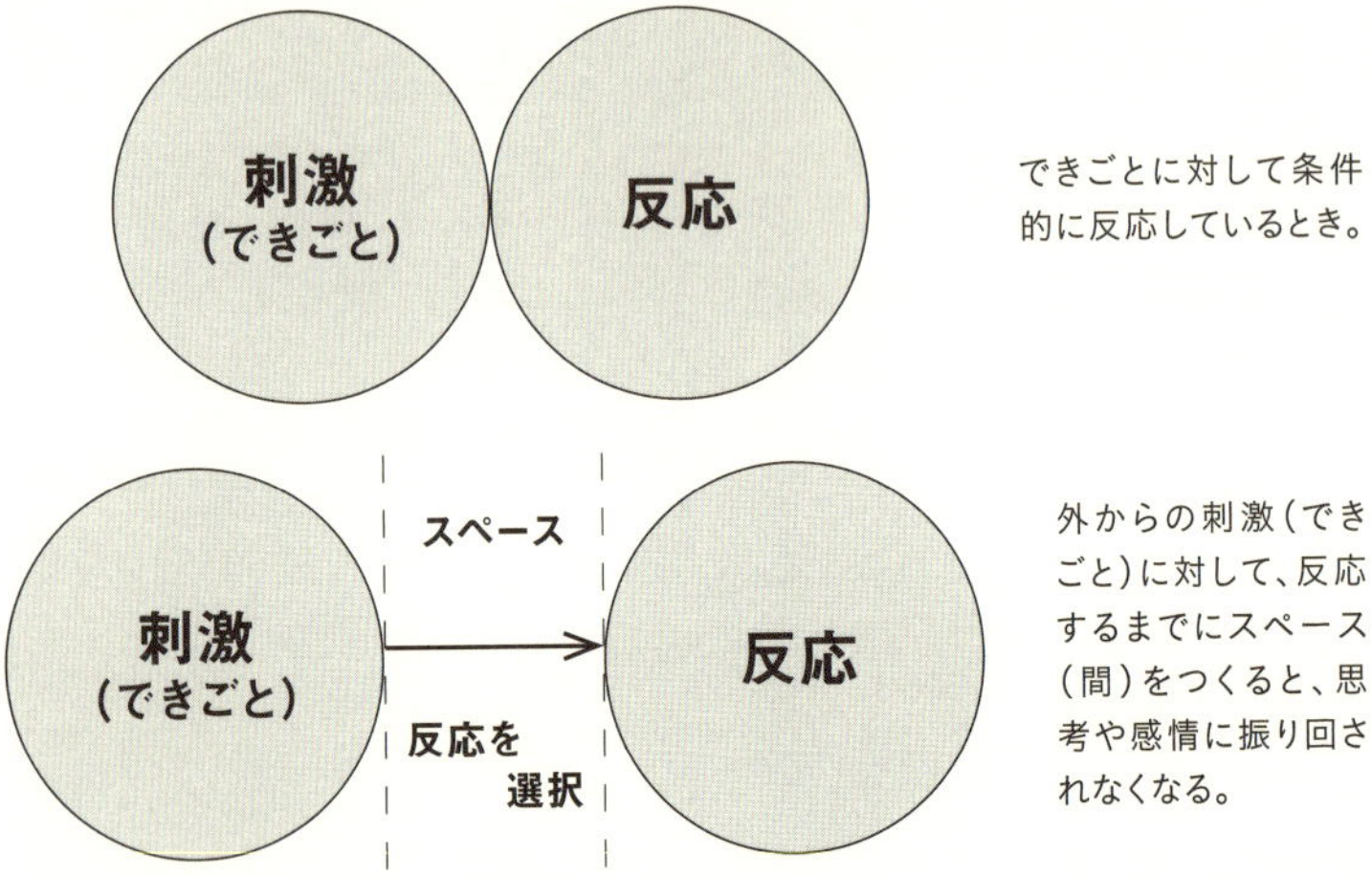

できごとに対して条件的に反応しているとき。

外からの刺激(できごと)に対して、反応するまでにスペース(間)をつくると、思考や感情に振り回されなくなる。

的に考え方を変えることで、不安や心配が自然と緩みます。

この自覚という能力は人間だけが持つ、特別な能力です。犬などの動物には自覚はありません。この力があるおかげで人間は進化してきました。怒りっぽい性格も、ネガティブに考えてしまう癖も、自覚すれば変えることができます。動物脳で衝動的に反応するのではなく、理性的に対処したり、反応を選択したりできるのです。

そしてこの「気づく力（アウェアネス）」は、後天的に鍛えることができます。次の章からマインドフルネス瞑想の実践方法に入っていきます。

第3章

1日10分 マインドフルネス瞑想で気づく力を養う

マインドフルネス瞑想を始めてみよう

それでは実際に、マインドフルネス瞑想をやってみましょう。

やり方は簡単です。
楽な姿勢で座り、軽く目を閉じて、繰り返される呼吸のリズムに合わせて、動くお腹の感覚に注意を向けるだけ。

1　注意を向ける（呼吸や五感）
2　雑念がわく
3　注意がずれたことに気づく
4　雑念を手放し、注意の対象に意識を戻すこれが基本です。

観察の対象は、五感と心の働きの計6つです。五感というのは、視覚、聴覚、嗅覚、味覚、触覚などの身体感覚。心の動きとは、思考や感情です。呼吸をしているときのお腹のふくらみやちぢみなどの身体の感覚を基本としながら、少しずつ注意の対象をずらし、思考や感情など心まで観察していきます。

慣れてきたら注意の対象を広げ、徐々にパノラマ的な注意に切り替えていきましょう。注意の対象を替えたり、範囲を広げたりすることで、柔軟な心を養います。

初心者の方は、まずは呼吸の観察だけでかまいません。私が瞑想を指導するときは、次の流れで集中する対象を替えたり広げたりしていきます（詳しくは『マインドフルネス瞑想入門』（WAVE出版）のCDを参考にしてください）。

始める前に、以下に紹介する流れを一読してから、実践してみてください。

◌ マサオ式　マインドフルネス瞑想　手順（目安時間10分）

軽く背筋を伸ばして、楽な姿勢で座ります。

手のひらは上にして、楽なところに置きましょう。

目は軽く閉じるか、薄目で一点を見つめます。


今、ここに存在している身体を感じていきましょう。


下半身やお尻のどっしりとした安定感。

下腹の充実感、まっすぐに伸びた背骨、胸の広がり、左右の手のひら、顔が空気に触れている感覚。

身体の感覚を繊細に感じとります。


ここから、一つ一つの呼吸にすべての注意を向けていきましょう。

息を吸うときにお腹がふくらむ感覚、吐くときにちぢむ感覚に心をぴったりと寄り添わせます。

息は浅くても短くても大丈夫です。

この瞑想で大切なことは、何もしないことです。

考えたり、がんばったり、呼吸を操作したりせず、瞬間、瞬間、自分の外側と内側で起こっていることに気づき、あるがままを観察します。

自然にわいてくる思いや考えを無理に消そうとはせず、少し引いたところから眺めていきます。

それは、まるで川を流れる木の葉のように、
次から次にいろいろな思いや考えが流れていきます。

川を流れる木の葉を握りしめ、
思考の流れにおぼれている、巻き込まれていることに気づいたら、
呼吸を使って、今ここに意識を引き戻します。

慣れてきたら、注意の対象をお腹から広げ、身体全体で呼吸します。

全身を感じながら息を吸い、全身を感じながら息を吐いていきましょう。

さらに慣れてきたら、注意の対象を開放していきます。

意識を空間全体に広げていきましょう。

呼吸、身体の感覚、聞こえてくる音、わいてくる思いや思考、頭の中の静寂。

瞬間、瞬間、移ろっている現象を、ありのまま観察しましょう。

瞑想をしているという意識も手放して、ただ存在していることを意識します。

瞑想を終えるときは、すぐに目を開けず、何度か深呼吸を繰り返しましょう。ストレッチしたり、仰向けで休んでもかまいません。

身体の感覚がとり戻せてきたら、ゆっくりと目を開けて、今、ここの意識を大切にしながら、日常に戻っていきましょう。

◌瞑想に適した姿勢（準備）

瞑想で呼吸と心をととのえる前に、まず身体をととのえていきましょう。

仏教には、心身一如《しんしんいちにょ》という考えがあります。これは、人の心と身体は別のものではなく、本来一つのものであるという考えです。たとえば、人は落ち込んでいると、肩が落ち、胸は閉じてうつむきぎみになります。反対に、やる気に満ちているときは、背筋が伸び、自然と胸が開いた姿勢になっています。私たちの心と身体は密接につながっているので、姿勢をととのえると、自然と心もととのいます。

姿勢の基本は、安定して快適な姿勢であること。骨盤を起こし、背骨を伸ばし、胸が広がった状態をつくります。

床、または椅子に座ります。お尻のお肉をかき出して、骨盤を立たせるようにし、坐骨を下におろします。頭のてっぺんにフックがついていて、そこから引っ張られているようなイメージで背骨を伸ばします。手のひらは上向きにして、楽な位置に。目は軽く閉じるか、半眼（薄目）で一点を見つめていきましょう。

瞑想に適した座り方

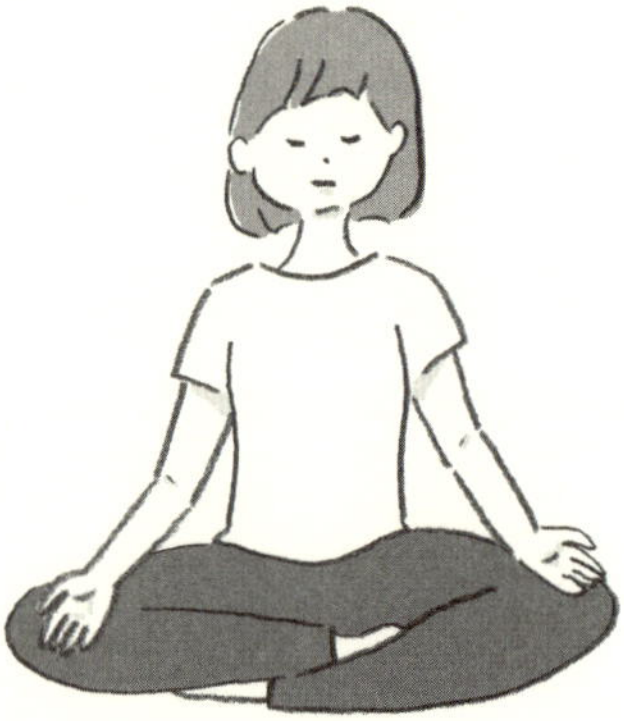

▶あぐら

両足のかかとを太もものつけ根部分に引き寄せるようにして座る。身体のかたい人にもおすすめの瞑想姿勢です。

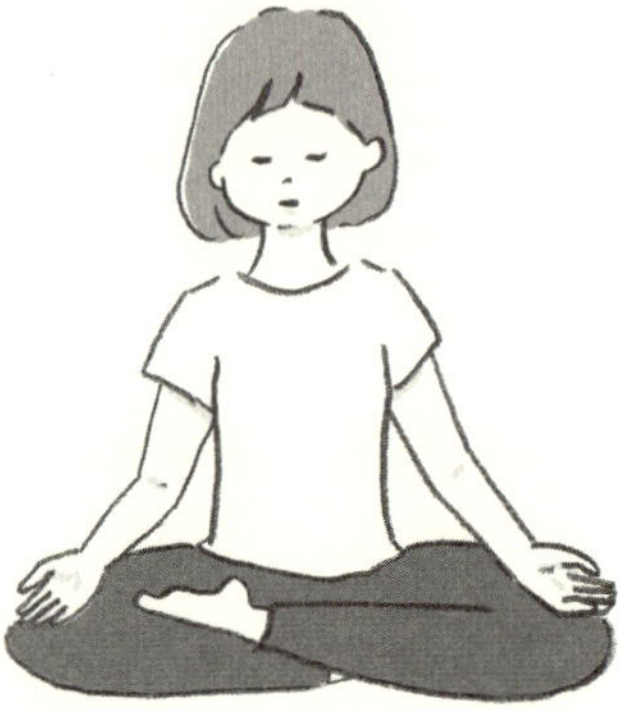

▶半蓮華座

右足のかかとを左太ももの下に敷き、左足のつま先を右足の太ももの上にのせる。足はそれぞれ逆でもかまいません。

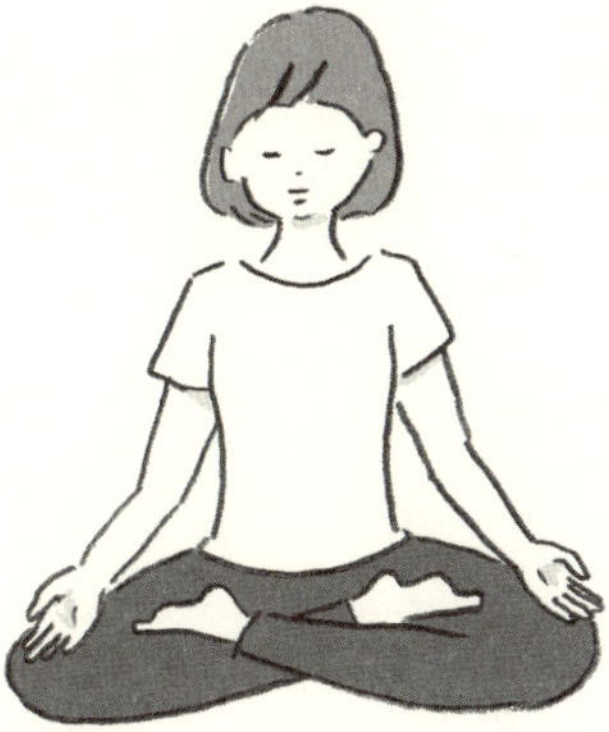

▶床に座るときは

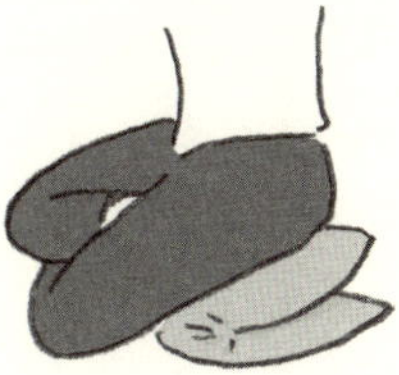

お尻の下に座布団を二つ折りにしたものを敷くと、骨盤も立たせやすく、足も痛くなりにくい。

▶蓮華座

右足のつま先を左足の太ももの上にのせ、左足のつま先を右足の太ももの上にのせる。足はそれぞれ逆でもかまいません。足首・ひざ・股関節がやわらかい方に向いた姿勢です。

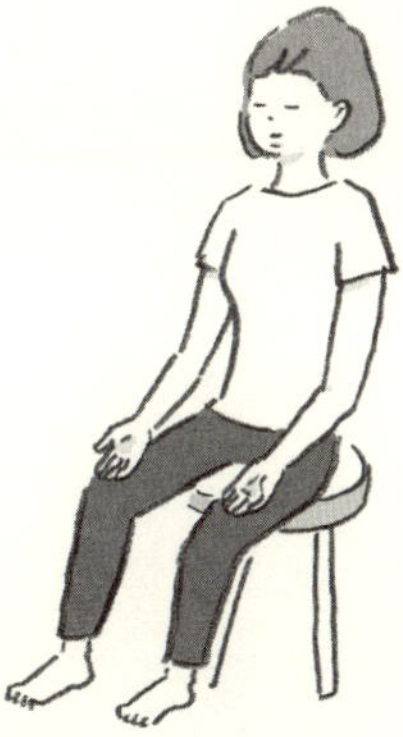

▶椅子座

背もたれに寄りかからず、骨盤を起こして、浅めに腰かける。ひざは直角になるようにし、両足の裏はしっかりと床につけましょう。

◌ 呼吸の感覚を観察する

姿勢がととのったら、次は呼吸をととのえます。

マインドフルネス瞑想では、通常の「呼吸法」とは異なり、呼吸を操作しません。呼吸をただ観察していきます。あくまで気づきのトレーニングとして、呼吸の感覚を使っているだけです。

一般的な呼吸法では、できるだけゆっくり吐いたり、止めたり、息をコントロールすることで、「呼吸の質」を高めていきます。

ですが、マインドフルネス瞑想では「注意の質」を大切にしていきます。呼吸はゆっくりでなくても、浅くてもかまいません。一つ一つの呼吸に気づいていることが重要です。

大好きな映画を観るときぐらいの集中力で、一つ一つの呼吸を興味深く観察します。

今どんな呼吸をしているのか？

息を吸っているのか？

吐いているのか？
それは短いのか？　長いのか？
身体のどの辺りがふくらんで、どの辺りがちぢんでいるのか？
瞬間、瞬間の呼吸の質感をありのまま観察していきましょう。

注意の対象は、基本的に「お腹の感覚」です。息を吸うときの「ふくらみ」、息を吐くときの「ちぢみ」を観察していきます。「お腹の感覚」が難しい場合には、「鼻先」を出入りする息の流れを観察しましょう。慣れてきたら、全身を感じながら呼吸していきます。

瞑想に適した呼吸法

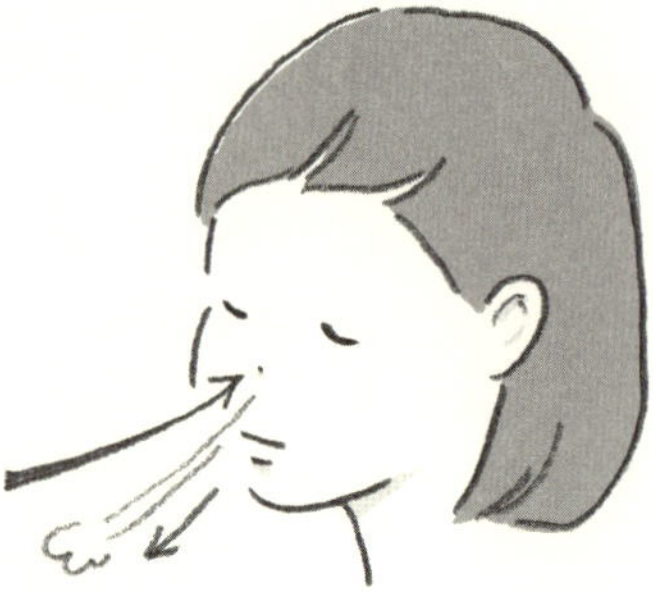

▶鼻呼吸

基本的には鼻で呼吸します。鼻にはフィルターの役割があり、呼吸の量や湿度が自然に調整されます。

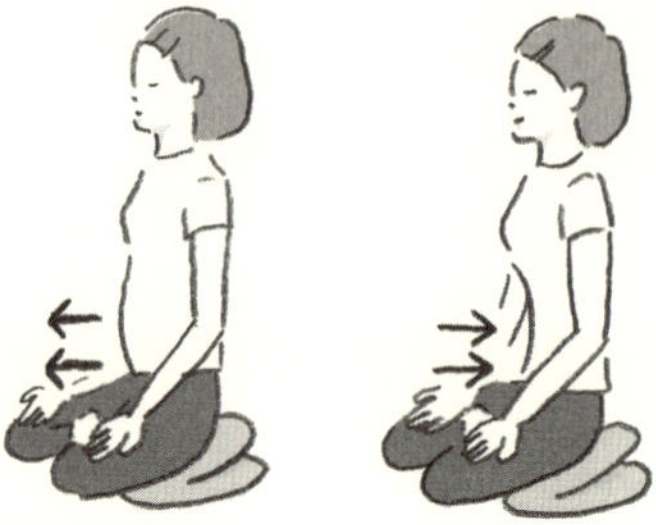

▶腹式呼吸

息を吸うとき、お腹の壁がふくらみます。
息を吐くとき、お腹の壁が背中のほうに近づきます。
そのふくらみ、ちぢみを意識します。

思考との向き合い方

瞑想中に何度も同じ思考や感情がわいてくるときには、ラベリングというテクニックが有効です。思考や感情がわいてきたことに気づいたら、「雑念」もしくは「妄想」とラベリングします。まるで、思考や感情にペタッとラベルを貼るようなイメージです。すると、その感情や思考を対象化することができ、自分と思考や感情との間に少し距離ができます。つまり、ラベリングすることで、思考や感情と脱同一化することができるのです。

このように思考や感情と脱同一化すると、のみ込まれることがなくなり、受け流すことができるようになります。また、集中できない場合は、呼吸の感覚にラベリングするというやり方もあります。

お腹がふくらんでいるのを感じたら、「ふくらみ」。お腹がちぢんでいるのを感じたら、「ちぢみ」と、気づきを言葉で確認していきます。

呼吸の感覚に対してラベリングすることで、気づきが連続しやすくなります。

思いや思考は、川を流れる木の葉のように眺める

マインドフルネス瞑想は、思考との「脱同一化」です。思考を「木の葉」にたとえるとわかりやすいでしょう。

イメージしてください。
あなたは、小川のほとりにいます。
ゆったりと呼吸しながら、その美しい川の流れを眺めています。
すると上流から葉っぱが流れてきます。
目の前の川に葉っぱが流れている、その風景を想像してみましょう。
次に、頭に思考が浮かんできたら、
その思考を小川に浮かぶ葉っぱの上にのせてみます。

その思考が葉っぱとともに、流れていくのを見守りましょう。

ネガティブな考えも、ポジティブな考えも、どんな思考であっても葉っぱとともに流します。それが遠くのほうに流れていくのを見送っていきます。

「雑念だらけだな」とか、「こんなことやって何になるの」などという考えが浮かんだら、それも葉っぱにのせて流していきましょう。


瞑想中に雑念がわいてきたとき、このようなイメージで思考を受け流してみてください。

◌ 不快な感覚との向き合い方（かゆくなったとき、足を動かしたくなったときの対処法）

マインドフルネス瞑想は、感覚との「脱同一化」でもあります。

身体にかゆみや痛みを感じたときは、瞬間的に無意識のままその感覚に対して反応せず、その感覚を客観的に観察します。


たとえば、かゆいとき……

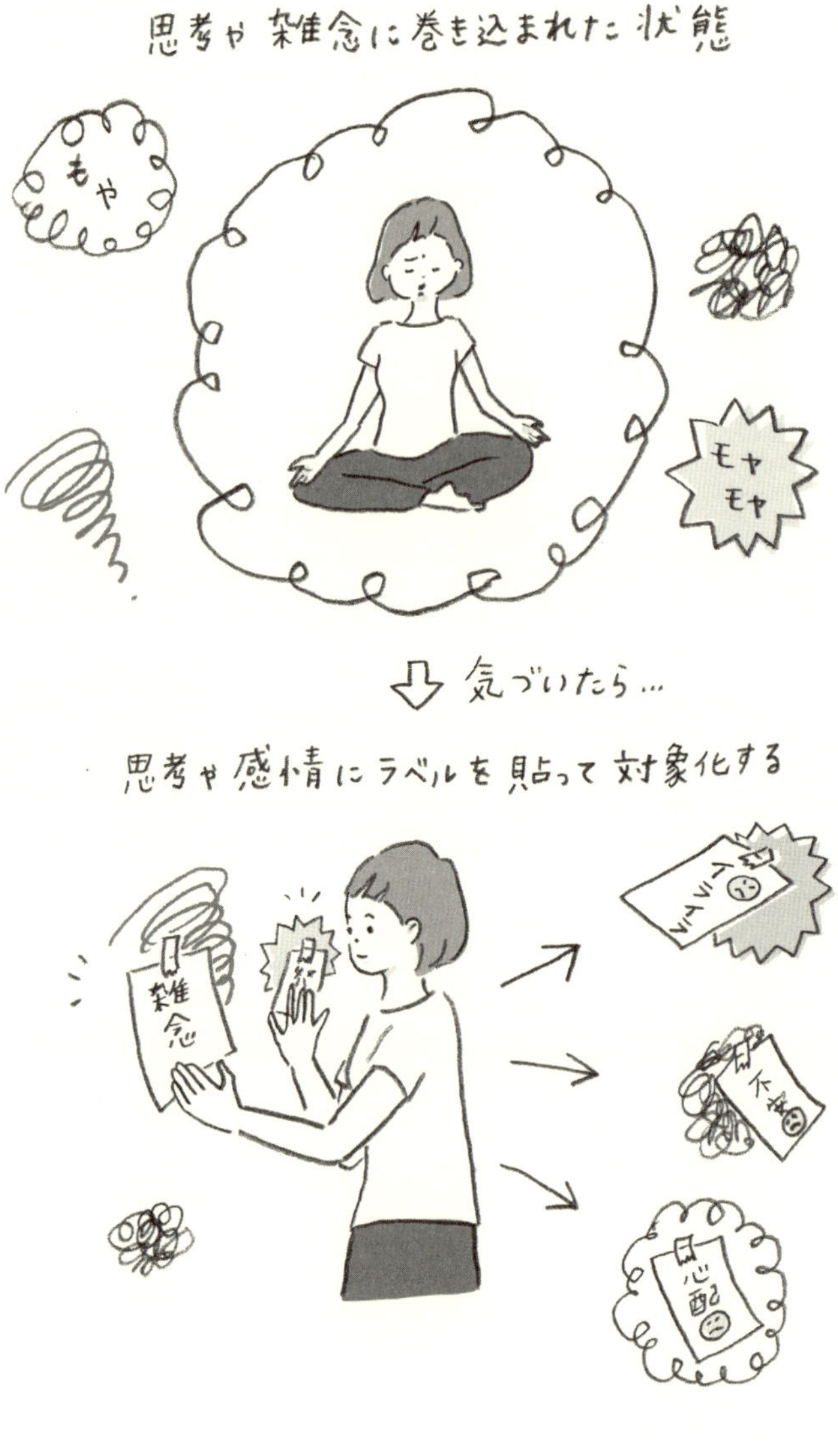
思考や雑念に巻き込まれた状態
もや
モヤモヤ
気づいたら…
思考や感情にラベルを貼って対象化する
雑念
イライラ
不安
心配

まずは、かきたい衝動があることを自覚します。

「かゆみ」とラベリングして、少し引いたところから見守ります。ジャッジせずに受容していくと、たいていは、そのままかゆみが消えていきます。

どうしても動かしたいときは、数呼吸見守って、マインドフルに観察しながら手を動かしましょう。ステップとしては、

1　手がかゆいところに向かって、伸びていくのを感じる
2　かいているときの指先と、かかれている皮膚とのセンセーションを味わう
3　かいたあとの皮膚の余韻、手が元の位置へ戻るときの感覚を味わう
（落ち着いたら、再び呼吸に意識を戻しましょう）

無意識に自動操縦で反応的に動くのではなく、意識的に動かすことがポイントです。

マインドフルネス瞑想を続けるコツ

同じ場所、同じ時間で行うと、瞑想が深まりやすいので、おすすめです。生活の枠組みをしっかりととのえ、ルーティーン化することで、心身が安定します。やると決意したら、一日のいつ行うのかを決め、決めたらルールを守りましょう。もし、起床時にすると決めて、できなかったら夜寝る前に行う、または、翌日に倍の時間行う、など実践できなかったときのルールを決めておくのも習慣化させるコツです。最初は3分、5分でかまいません。慣れてきたら徐々に時間を増やしていきましょう。

また、特定の状態や効果を期待しすぎると、思い通りにならなかったときに「がっかり」や「イライラ」が生じます。「期待」は手放しましょう。毎日瞑想を続けていくと、深い静寂を感じるときもあれば、雑念だらけのときもあります。瞑想で大切なのは、ジャッジしないこと。できていない自分を責めないこと。うまくいっているときも、うまくいっていないときも、どちらも認めることが大切です。うまくいっていないときは、自己受容を深めるチャンスととらえ、そんな自分を大らかな気持ちで受け止めてあげましょう。

ありのままの自分を受容する

ありのままの自分を受容することは、とても大切なことです。わかりやすく伝えるために、私はいつも、Being、Doing、Havingの話をしています。Being、Doing、Havingとは、

◇Being　あること
◇Doing　すること
◇Having　持つこと

より具体的にいうと、Beingとは、自分の命そのものを指します。あり方や、内面で感じるもの、存在そのもののことです。

Doingとは、行動や行為のこと。「目標に向かって努力する」という行動や、「仕事

をサボる」「学校に行かない」など、行為のことを指します。

HavingとはBeingとDoingの結果として得られるもので、持っているもののことです。たとえば、資産や地位、名誉、容姿、成績、肩書き、学歴、財産、人間関係などもこれにあたります。

この3つはどれも大切ですが、あるがままを受け入れるというときにはBeingを指します。あるがまま、ありのままの自分を認めるとは、何をしようと何をしまいと関係のない、存在そのもの（Being）の価値を認めるということです。しかしながら、「存在そのものに価値がある」と言われても、きれいごとのように聞こえる人も多いと思います。私たちは学生時代から成績や学歴で評価され、結果や実績を重視する社会の中で生きてきています。よい成績をとったらほめられて、迷惑になるようなことをすると怒られてきました。だから、ここにいるだけで十分に価値がある、とはなかなか思えないのです。

すごい修行をしたから人格者だとか、ボランティアをしているから立派な人だといったように、やっていること（Doing）でその人を評価したり、10億を稼ぐからすごい人だとか、一流大学を出ているから頭がいい人だとか、いいねやフォロワーの数が多いから人気者だといったように、肩書きや実績（Ｈａｖｉｎｇ）で人の価値を判断したりします。

私も、無意識に相手の実績や肩書きで判断しているときがありますし、仕事のうえでは、きちんと行動して結果を出すことも大切なことだと思っています。

ただ、ＤｏｉｎｇやＨａｖｉｎｇの価値観だけだと、苦しくなります。

自分の存在そのもの（Ｂｅｉｎｇ）に価値がないと思っていると、外側の行動や結果で穴埋めしようとします。何かに駆り立てられるように、必死にがんばったり、モノや資格で心を守ろうとしがちになります。

それは、今の自分がダメだ、足りない！という前提があるから、ＤｏｉｎｇやＨａｖｉｎｇで穴を埋めようとしているのです。このような現状に対する否定や怒り、不安や恐れから行動しても、なかなかうまくいきません。

仮にビジネスで成功し、人から認められても、存在そのものに対する自信が弱いままだと、満たされることはありません。

なぜなら、それは条件つきの自信だからです。

その行動や結果がなくなると、また自信を失います。

では、どうすればいいのでしょうか？

それは、行動や、結果、モノではなく、自分の存在そのもの（Ｂｅｉｎｇ）を無条件で愛することです。

より具体的にいうと、自分の内側からわき上がってくる感情や欲求を大切にすることです。自分の感情に気づいて認めることが、自分の存在そのもの（Ｂｅｉｎｇ）を無条件に愛することにつながります。

しかしながら、大人になると、悲しみや不安など、自分の中の弱い部分を否定しがちです。不快な感情に対して、無意識に抵抗したり、回避したりしがちになります。

悲しみや不安といった感情を常に抑圧し続けると、その感情は癒されないまま残り、その後の人生に影響を与えることになります。だから、定期的に感情のお世話をしてあげる必要があるのです。マインドフルに自分が感じている感情に対し共感的に接していくことで、自己受容が深まり、自分のＢｅ・ｉｎｇを強めることができます。

やり方は、マインドフルネス瞑想と同じです。「気づき」と「受容」です。まず、身体をスキャンします。

身体の中にどんな感覚や感情があるのか？　それはどれくらいの強さなのか？　まるで好奇心旺盛な科学者のように、興味深く観察します。

その感情に抵抗して拒絶するのでもなく、巻き込まれるのでもなく、一定の距離を保って温かく見守ります。

それはまるで大人の自分が、泣いている子どもの自分を優しく見つめるイメージです。その感覚に対して、「気づいているよ」「それでいいんだよ」と受容的なメッセージを伝えていきましょう。手を当ててもかまいません。

言葉や手のひらで自分自身に思いやりを向けていきましょう。

このように日常生活で意識的に感情のお世話をすることで、自分の感情を自分で昇華できるようになります。また、瞑想を始めた最初のころは、それまで感じないようにしていた感情が溢れ出てくることもあります。抑圧された感情も、できる範囲で味わっていくと、徐々に心が安定していきます。自分を傷つけるいやな感情から逃げる行為（アルコール・薬物、長い睡眠、ギャンブル、怒りなど）も自然と減っていきます。

自分の存在そのものの価値を認め、自己受容を深めていくことで、弱い自分やダメな自分も含めた等身大の自分に自信が持てるようになります。

すると、他人の評価や世間体を気にせず、本当にやりたいことができるようになります。心の鎧を脱ぎ捨て、より自分らしく生きる（＝自己実現）ことができるようになるのです。

第4章

シーン別
マインドフルネス
瞑想実践法

マインドフルネスの実践法　深める練習、広げる練習

マインドフルネスには、「深める練習」と「広げる練習」があります。

「深める練習」とは、ちゃんと時間をとってヨガや瞑想の時間を持つこと。「正式な練習」といってもいいかもしれません。

一方で、マインドフルネスには「広げる練習」もあります。瞑想で深めた感覚を日常生活でも意識すると、「広げる練習」になります。

たとえば、一杯のお茶を注意深く、香りや色、味、温度に気づき、味わうと、それも気づく力（アウェアネス）を高めるトレーニングになります。

人との会話においても、目の前の相手に心を開いて、その会話にすべての注意を向けるなら、それはマインドフルネスリスニング（傾聴）になります。

歩いている感覚や、立っているときの感覚、座っているときの感覚でも、どんな姿勢をとっていても、身体の感覚に心をぴったり寄り添わせているなら、それがマインドフルネ

マインドフルネスの2つの練習

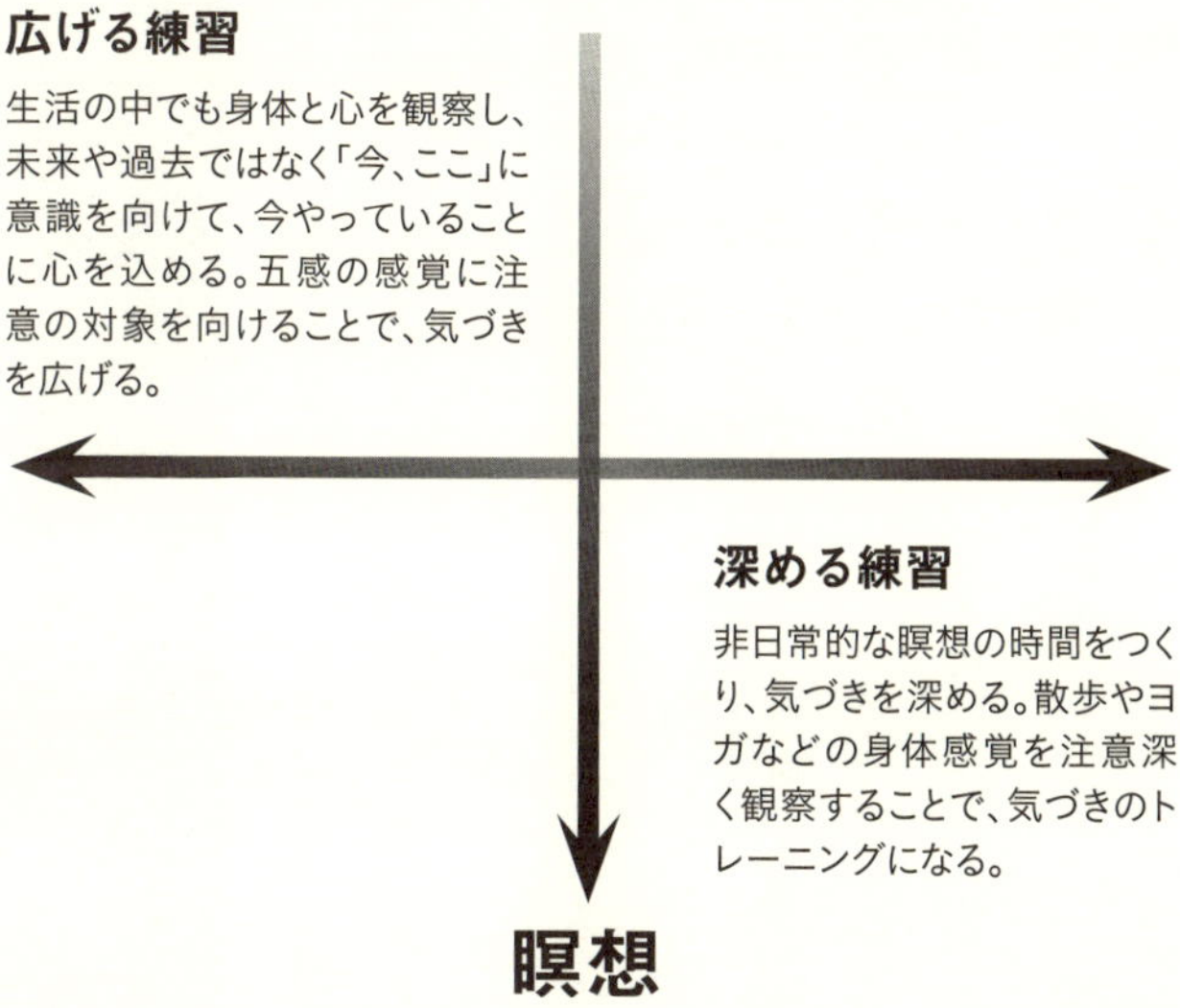
広げる練習
生活の中でも身体と心を観察し、未来や過去ではなく「今、ここ」に意識を向けて、今やっていることに心を込める。五感の感覚に注意の対象を向けることで、気づきを広げる。
深める練習
非日常的な瞑想の時間をつくり、気づきを深める。散歩やヨガなどの身体感覚を注意深く観察することで、気づきのトレーニングになる。
瞑想

スの練習になります。

また、応用編として、自分の思考や感情に気づく練習もあります。

今、怒りがあるか、ないか？
今、機嫌がいいのか、悪いのか？
日々の自分の心を観察することも、「広げる練習」といえます。

次ページから、さまざまな瞑想を紹介していきます。これらをうまく活用して、日ごろから、深める、広げる、双方の異なるアプローチの練習を実践することで、マインドフルネスの効果をより体感できるようになってくるでしょう。

数《す》息《そく》観《かん》（呼吸を使った瞑想）

声に出して数を数える瞑想（呼吸法）です。鼻から息を吸い、吐く息で数をゆっくり数えます。声に出して数えることで吐く息が長く、自然と深い呼吸になります。瞑想初心者や深い呼吸が苦手な人にもおすすめです。

「ひとーーーーーーーーつ」、「ふたーーーーーーーーーつ」、「みぃーーーーーーーーーつ」という具合に1〜10まで数えます。電車の中など、声を出せない場所で行うときは、吐く息に合わせて心の中で唱えましょう。

呼吸を数えると、雑念も浮かびにくくなります。また、意識的にゆっくり吐けるので、10まで数えると、かなり心が落ち着いてきます。

瞑想前に心身を落ち着けたいとき、イライラしているときや雑念がわきやすいとき、プレゼン前の緊張をやわらげたいときにもおすすめです。

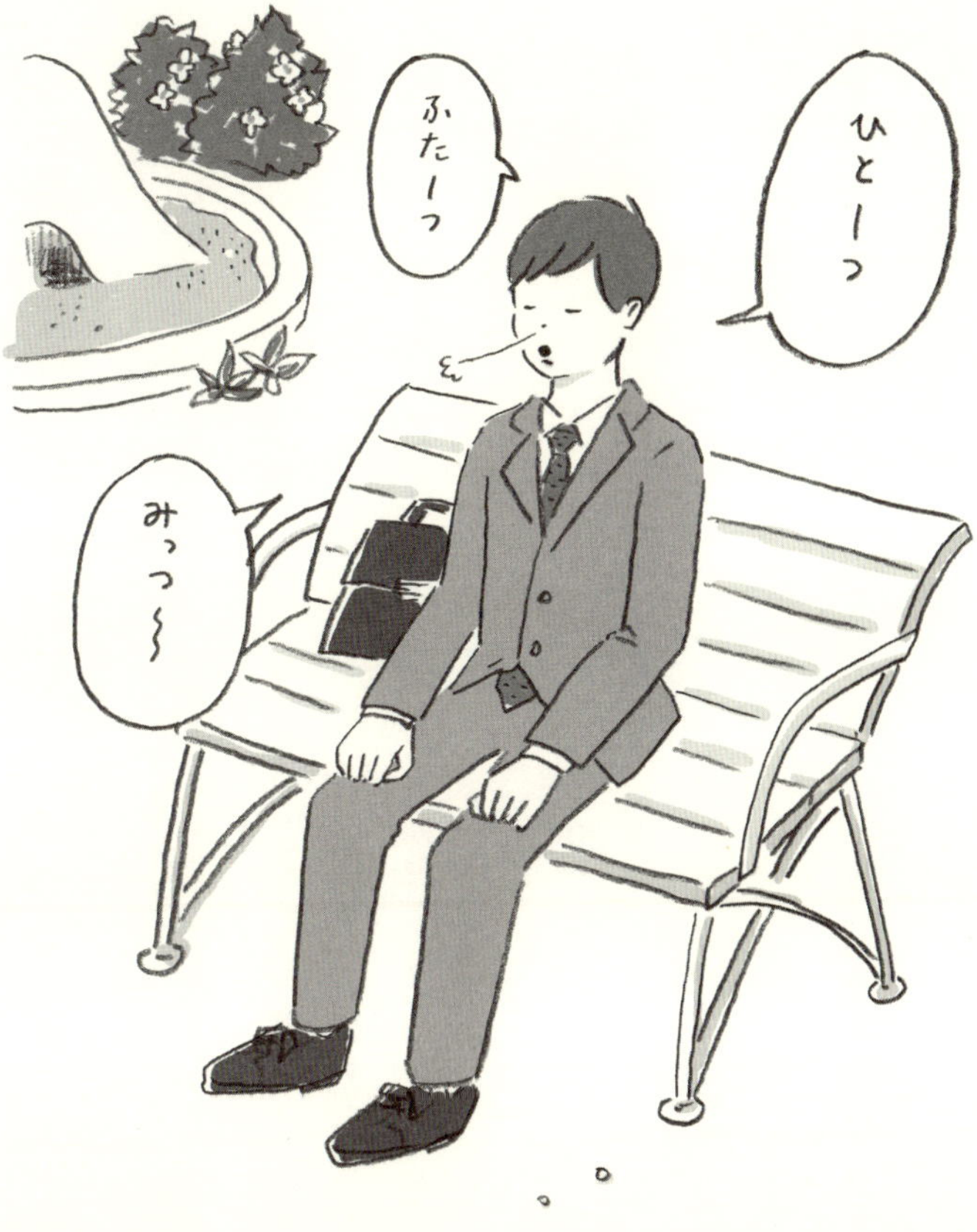

▶ やり方

1. 背筋を伸ばして座り、深呼吸をする。
2. 鼻から息を吸い、声に出して数を「ひと～～～～～つ」と、できるだけゆっくり数える。
3. 1～10まで数える。途中で数がわからなくなったら1に戻る。
4. 声が出せない場所のときは、心の中でゆっくり数え、それに合わせて息を吐ききる。

歩く瞑想

歩きながら身体感覚に意識を集中させる瞑想です。ここではラベリングを使った歩く瞑想を紹介します。身体の感覚を、心の中で実況中継していきます。

右足の裏に地面を感じたら「右」、左足の裏に地面を感じたら「左」と言葉で確認し、歩きましょう。

足の裏で感覚をしっかりと感じてから、ラベリングしていきます。「右」、「左」、「右」、「左」と、ただの掛け声にならないように気をつけましょう。

頭のスイッチをオフにして、足の裏の感覚に意識を向けることで、波打った思考や感情もしずまりやすくなります。座る瞑想が苦手な方にも、歩く瞑想はおすすめです。

通勤時間やいつもの散歩コースなど、日常生活でとり入れてください。

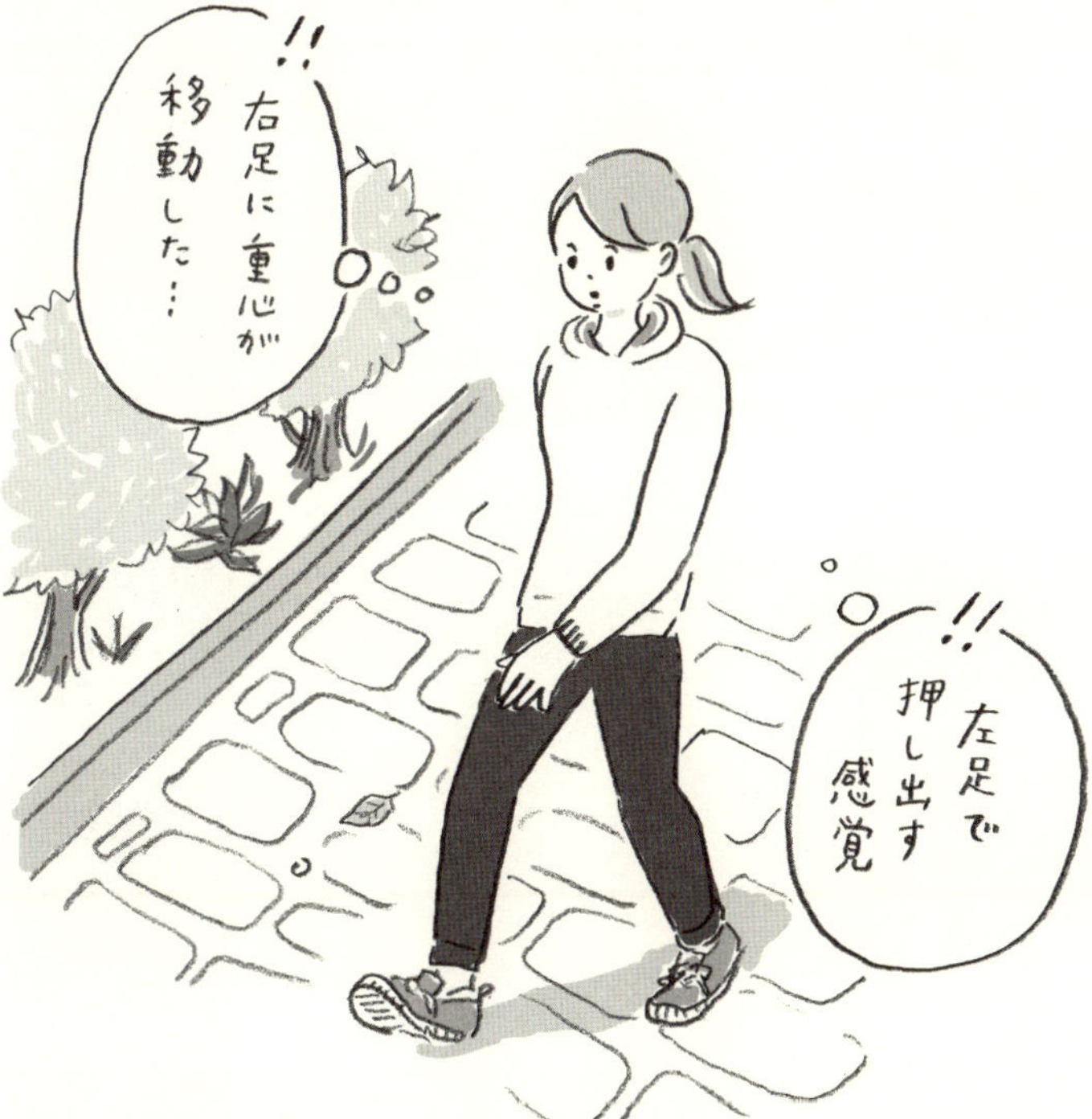

▶やり方

1. 身体の感覚に意識を集中させる。
2. 歩くことで生じる足裏や身体の動きを感じとる。
3. 足の裏で感覚を感じたら、「右」、「左」とラベリングしながら歩く。

聞く（聴く）瞑想

音に意識を向ける瞑想です。今どんな音が感じとれますか？　耳を澄ますと、それまで聞こえてこなかった微細な音に気づきます。聞こえてくる音に対して、心地のいい音、不快な音などと評価や判断をせず、その音が何の音なのか分析するのもやめて、ありのまま感じていきましょう。空気の振動を鼓膜と身体で受信するイメージです。

慣れてきたら、注意の質を変えるのもおすすめです。たとえば公園で行う場合、身体の中の音、鳥の声、風の音や水の音、遠くのほうのかすかな音、音と音の間にある静寂……といったように、注意を分割したり、全体に広げたりすることで、柔軟な心を養うことができます。音楽を使って聞く瞑想をするときは、音の質感、組み合わせなど、一音、一音に意識を向けるのもいいでしょう。

頭を使いすぎたとき、気分転換に3分行うだけでも脳を休める効果があります。瞬間、瞬間の音の感覚を注意深く観察していきましょう。

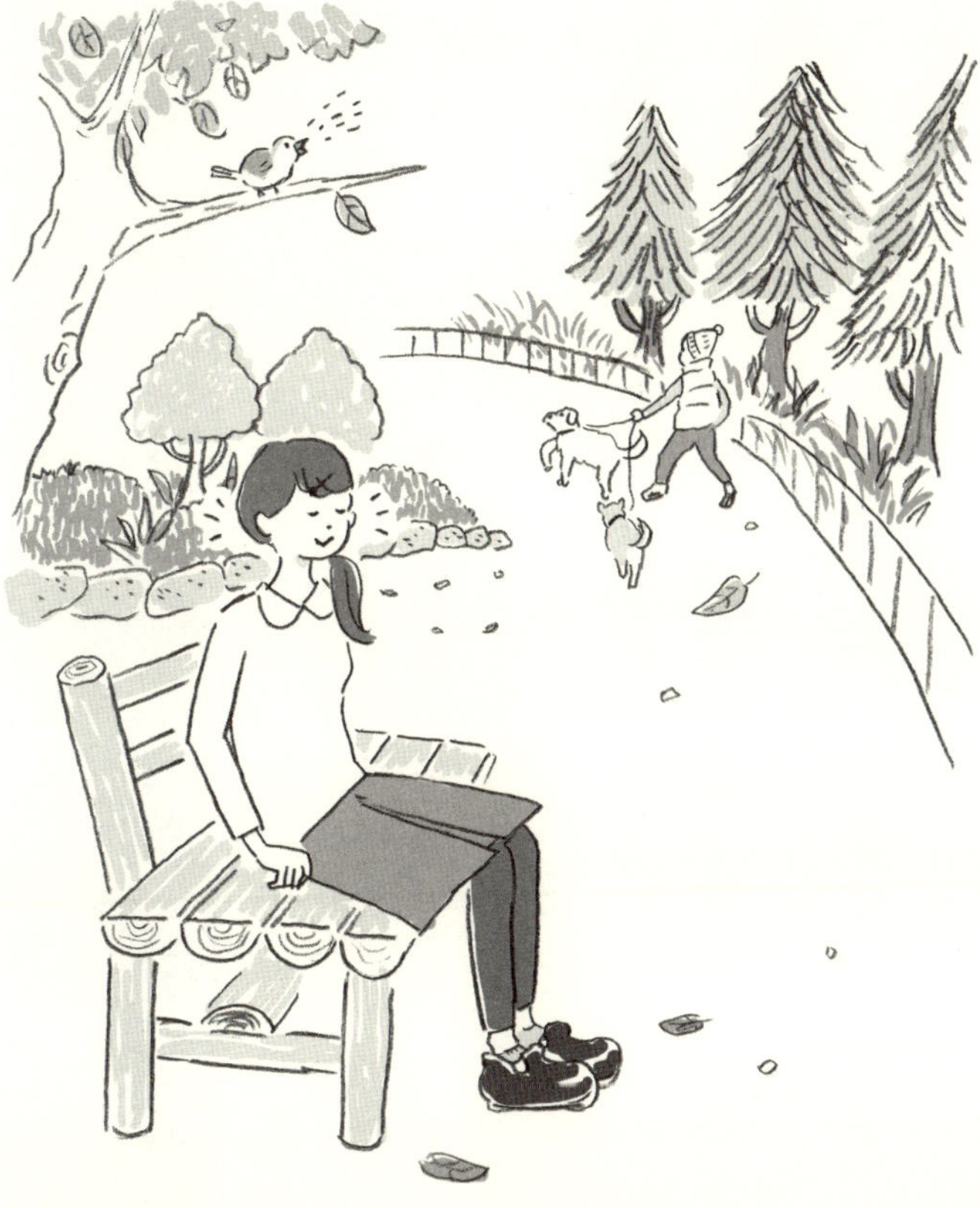

▶やり方

1. 耳を澄まし、音を意識する。
2. 聞こえてくる音に評価や判断を入れず、ただ音を音として感じる。
3. 注意の対象を開放したり、分割したりしてもよい。
4. 音と音の間の静けさにも耳を澄ます。

食べる瞑想

食べ物を使った瞑想です。私はよくレーズンを使いますが、食べ物は何でもかまいません。

はじめに、形、色合い、質感を目でじっくりと観察します。次に、箸やスプーンで持ち上げたときの感覚、触れられるものなら触れた感覚を観察します。さらには、鼻に近づけて香りをかいでみます。

舌の上に食べ物をのせます。食べ物が舌に触れる感覚、ゆっくりかんだときの感触も観察します。瞬間、瞬間の食べる感覚や、その食べ物の味をじっくり感じていきましょう。十分に味わったら、ゆっくり飲み込みます。

よくかむことで満腹中枢も刺激されやすく、過食ぎみの人にもおすすめです。五感をフルに使って味わいましょう。

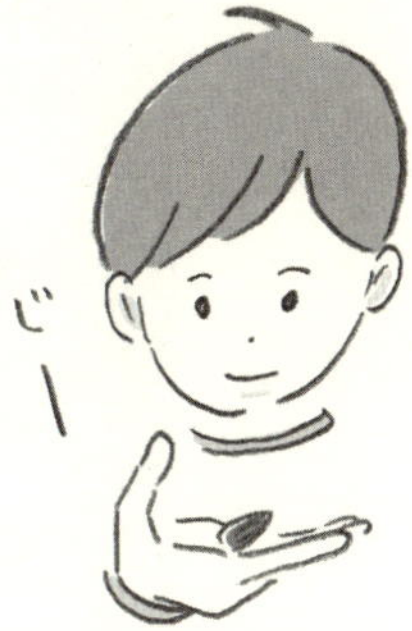

見る

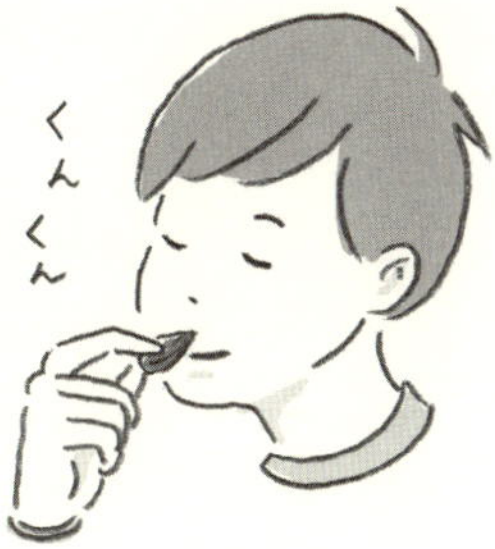

嗅ぐ

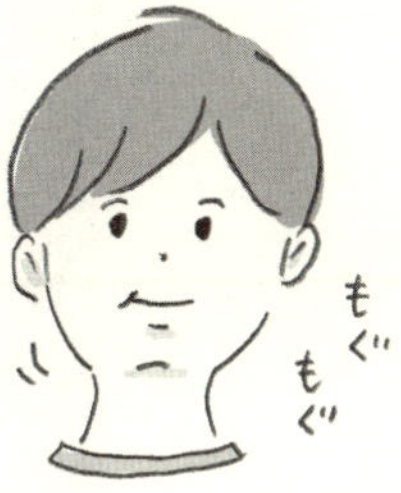

味わう

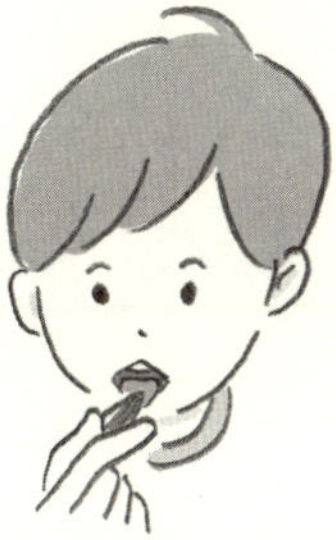

舌先で感じる

▶やり方

1. 食べ物を用意する。
2. 形、色合い、質感を見てじっくりと観察する。
3. 箸や手でつまんだときの感覚、香りも感じる。
4. 舌にのせた感覚、ゆっくりかんだときの食感などを観察し、十分にかんで飲み込む。

一点集中瞑想（見る瞑想）

一つの対象に集中する瞑想です。集中の対象は何でもかまいません。たとえば、紙に書かれた小さな点でもいいですし、ロウソクの炎、目の前につき出した親指、窓の外に見える木などでもかまいません。最初は、ロウソクの炎や遠くに見える木など、動きがあるもののほうが実践しやすいかもしれません。

一本の木に焦点を合わせたら、木の形、色、大きさ、光の当たり方、葉が風にゆれている様子などをじっくり見ていきます。じっくり見ていきますが、睨みつけるのではなく、ただ目の前の景色を映し出している感じです。

未来や過去に意識がさまよったら、また今ここの、その一点にすべての注意を向けていきましょう。一つのことに集中する力と、そこからずれたら戻す力が高まります。

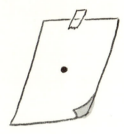

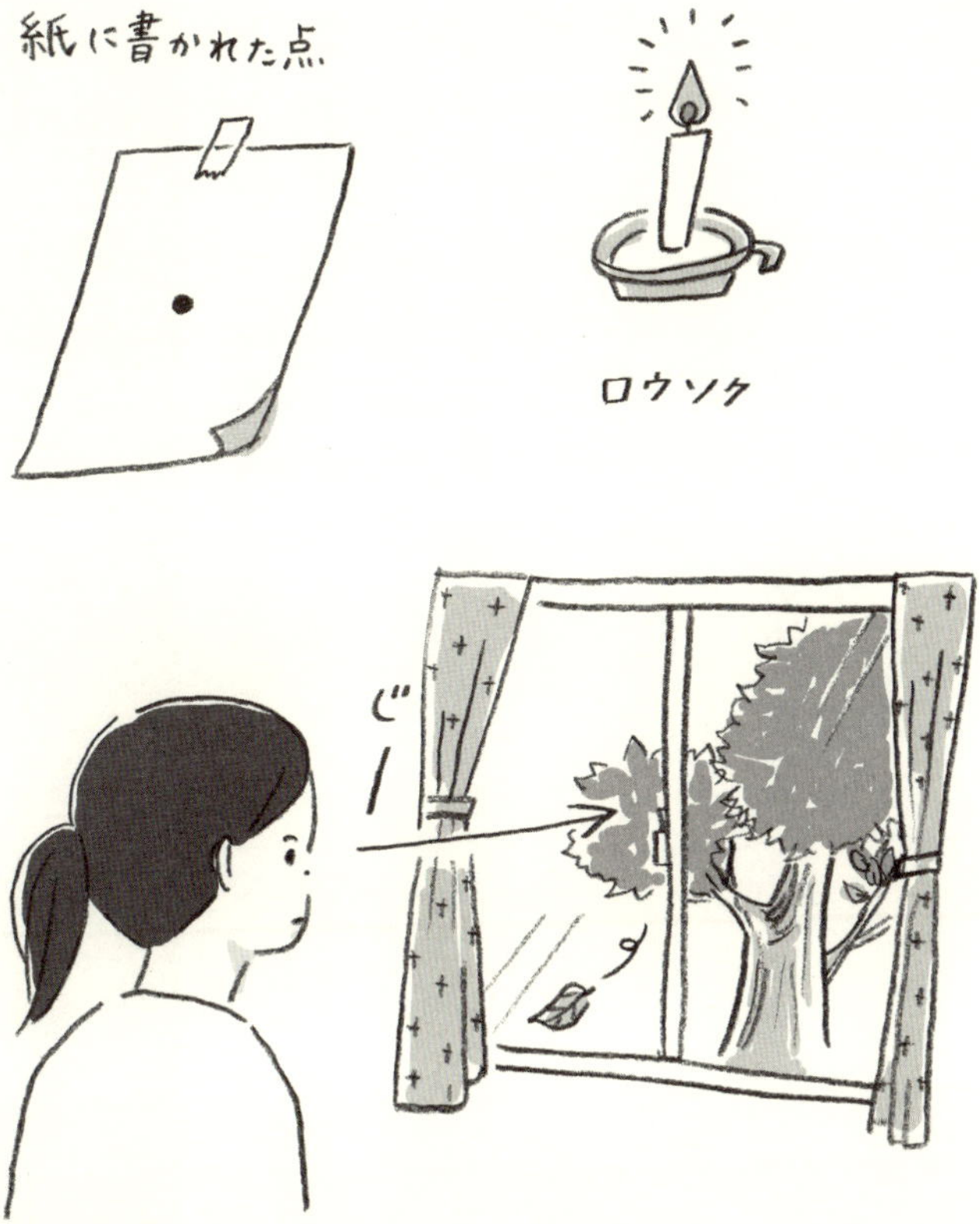

▶ やり方

1. 集中する対象を決める。
2. 安定した快適な姿勢で座る。
3. ゆっくり呼吸をしながら、一点に集中する。
4. 意識がそれたら、そのことに気づき、注意を対象に戻す。

ボディスキャン瞑想

身体のすみずみに意識を向ける瞑想です。座って行うこともできますが、仰向けで行ってもかまいません。夜寝る前に、布団の上で行うのもおすすめです。呼吸と心が落ち着いて、より深い眠りに入ることができるでしょう。

身体の各部位を順々に観察し、最終的には身体全体へと注意を広げていきます。身体や呼吸から意識が離れ、思考に巻き込まれてしまったら、そのことに気づいて、また身体の感覚に意識のスポットライトを向けていきましょう。

慢性的な痛みや更年期の症状（ホットフラッシュなど）、痛みや疲れを伴う疾患など、痛みをやわらげる効果やストレスの低減の効果が期待できます。

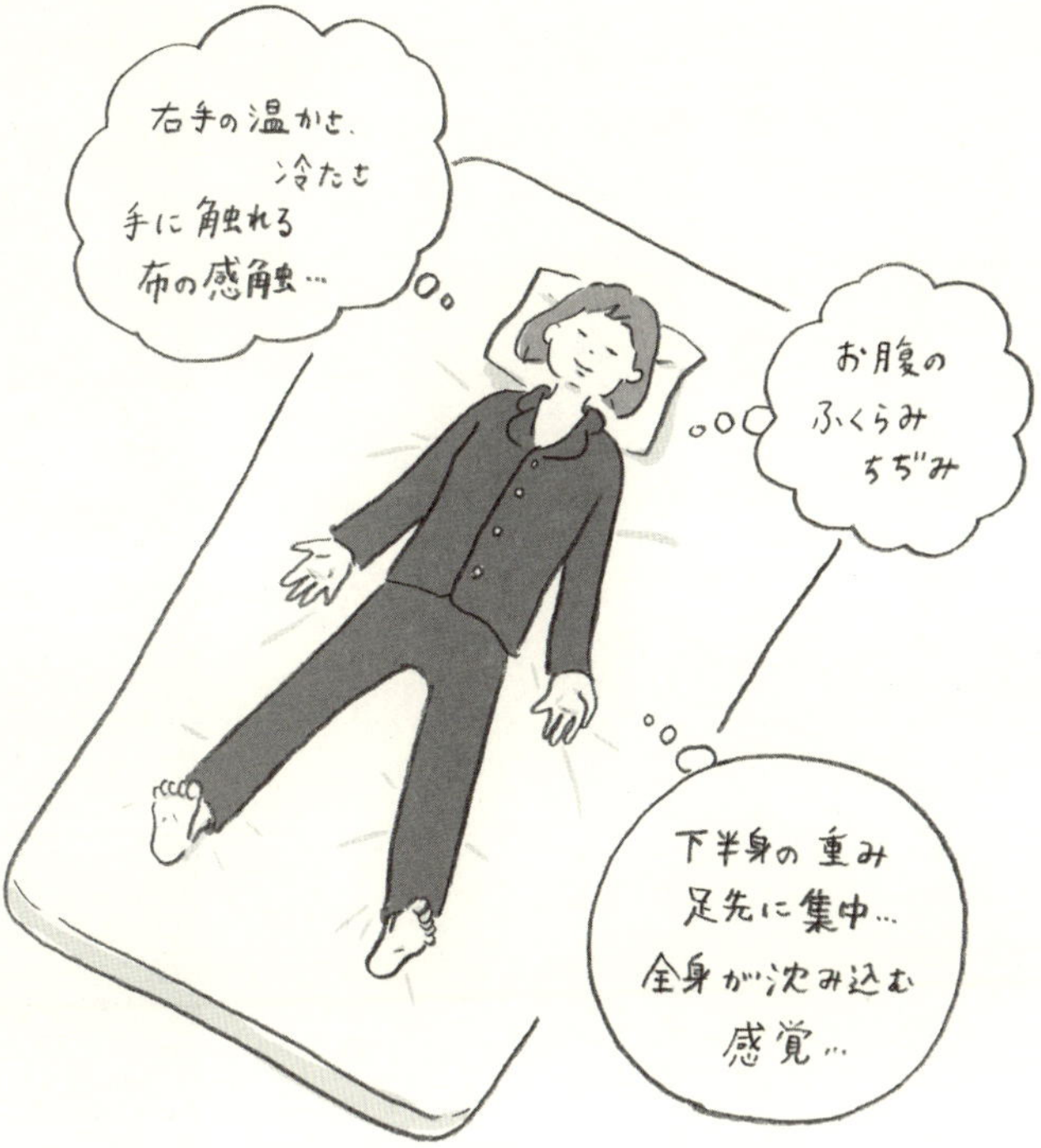
右手の温かさ、
冷たさ
手に触れる
布の感触…
お腹の
ふくらみ
ちぢみ
下半身の重み
足先に集中…
全身が沈み込む
感覚…

▶ **やり方**

1. 仰向けになり目を閉じて、全身の力を抜く。
2. 両足先に注意を向け、その感覚と一緒に呼吸する。
3. 吸う息では、鼻からお腹、足を通って足先まで入り、吐く息では、足先から足を通って、お腹、鼻へと流れるイメージでゆったり呼吸する。
4. 同様のやり方で、ふくらはぎ、太もも、お尻、腰、背中、肩、腕、肘、指先、首、頭など全身をスキャンするように観察する。
5. 最後に身体全体で呼吸を味わう。

慈悲の瞑想

慈悲の瞑想は、大切な人の幸せを祈る瞑想です。

まず自分の幸せを祈ります。「私が幸せでありますように」「私の悩みや苦しみがなくなりますように」「私の夢や願いが叶えられますように」。そして、3回「私が幸せでありますように」と、繰り返して唱えます。

同様に「親しい人たち」の幸せを祈ります。パートナー、親、子ども、兄弟、姉妹、友人、仕事仲間などに祈りを広げます。さらには「生きとし生けるもの」の幸せを祈ります。全然知らない他者、動物や昆虫、生き物全体へ広げていきます。

自分とのつながり、周りの人とのつながり、宇宙全体とのつながりが強く感じられるようになる瞑想です。思いやりの心が育まれると、瞑想も深まりやすくなります。

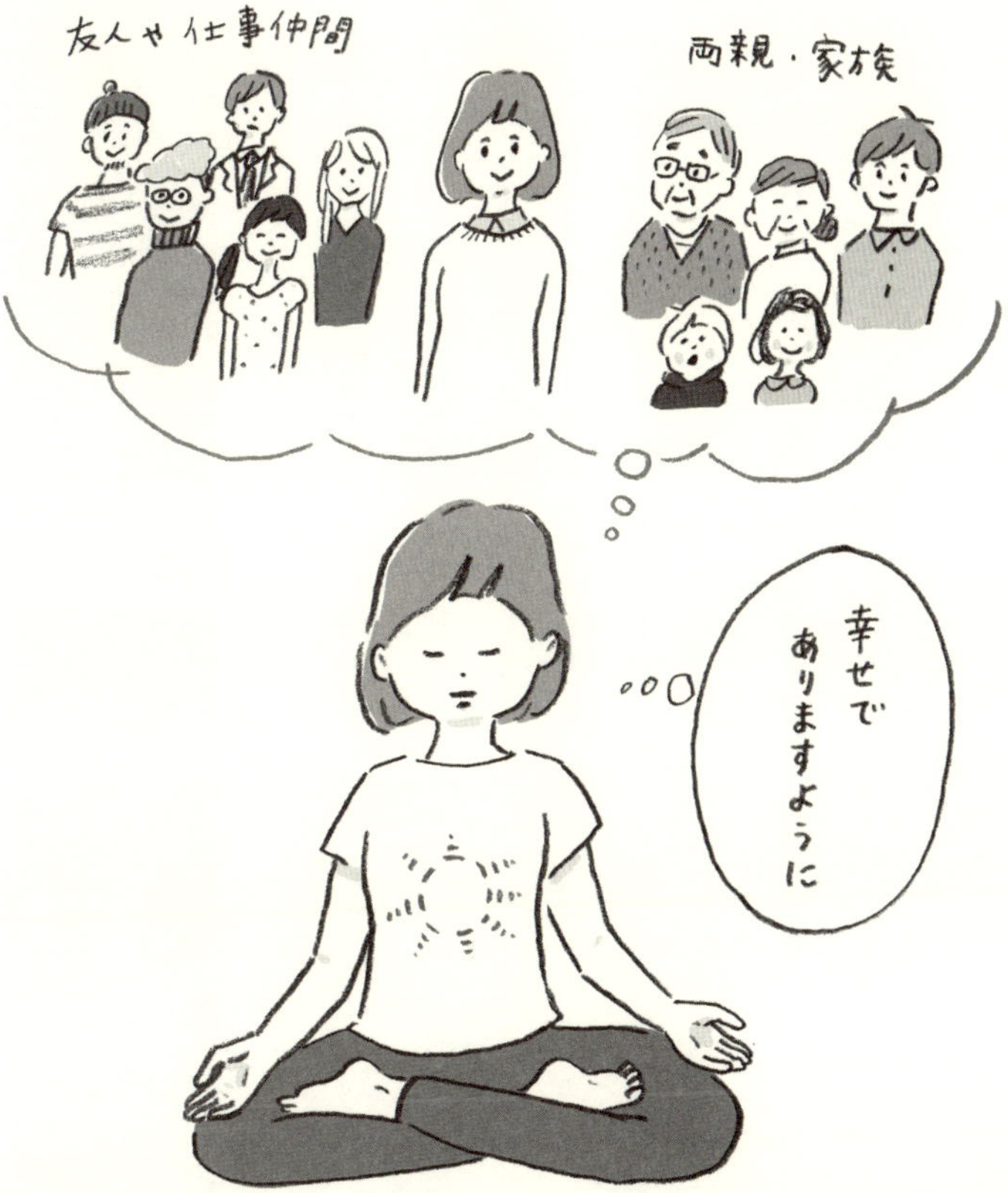

▶やり方

1. 背筋を伸ばして座り、目を閉じる。
2. 心の中で自分の幸せを祈る。
3. 同じように、家族や友人、親しい人の幸せを祈る。
4. さらには、生きとし生けるものの幸せへと祈りを広げていく。

シーン別　マインドフルネス応用法

●大切な人と会うとき

①会う前に、慈悲の瞑想をします。

会ったときに、「この人が幸せでありますように」と心の中で祈ります。

②会っているときは、意識を今に向けます。

話を聞くときは、相手に、興味と関心を向けます。

自分のモノサシ（価値基準）を挟まずに、相手の気持ちに寄り添いながら聞きましょう。

アドバイス

相手の幸せを願うことで、心がオープンになります。また、日常生活でもマインドフルに聞くことを実践していくと、相手は話を聞いてもらっていると感じるので、より親しくなります。

●夜寝る前、熟睡したいとき

①寝る前は、呼吸と心を落ち着けると熟睡できます。数息観やボディスキャン瞑想で感覚に意識を向けることで、思考がしずまります。

②感覚に意識を向けるのが難しい場合、今日一日を振り返ってよかったこと、感謝したいことを数えましょう。

アドバイス

寝る前の心の状態は、睡眠の質に大きく影響するので、心が穏やかなニュートラルの状態にしてからやすみましょう。感覚に意識を向けたり、意識的に感謝の気持ちを引き出すことで、心の働きをしずめることができます。

●怒りがおさまらないとき

①怒りのエネルギーがたまっている場合は、動いて発散させるのがおすすめです。歩く瞑想やヨガで動きながら、身体の感覚や呼吸に意識を向けると心が静かになります。

②慈悲の瞑想も怒りをしずめるのに有効です。大切な人たちのつながりを感じることで、心が穏やかになります。

アドバイス

歩く瞑想やヨガを紹介しましたが、好きなスポーツであれば何でもかまいません。悩みは心の内側で起こっています。そういうときは、身体の外側にある感覚、音などに意識を向けると切り替えやすくなります。

●気分がふさぎ、無気力なとき

①まず気づきます。身体のどの辺りにどんな感覚があるのか？　その感情は何か？　どれくらいの強さなのか？　無意識を意識化します。

②次に受容します。必要があれば、その感覚や感情にささやきます。「落ち込むよね」「そういうときもあるよね」。そんなふうに、優しい言葉をかけてあげます。今自分がそう感じていることを許し、それをありのまま受容します。

アドバイス

落ち込んでいる自分に対してダメ出ししたり抵抗したりすると、よけいに苦しくなります。無理に変えようとしないで、ありのまま受容していきましょう。

今できることに意識を向けて、その行為に集中していきましょう。皿洗いや掃除、散歩など、小さなことでかまいません。一つ一つの行為に心を込めて、ていねいに行うと、心も落ち着いてきます。

Q 心が「無」になりません。

A 心が無にならなくて大丈夫です。

マインドフルネス瞑想では、「無」になることを目指しません。

大切なのはあくまで、自分の外側と内側で起こっていることに気づき、それをあるがまま観察することです。


「今、何を考えているのか」「何を感じているのか」が自覚できていれば大丈夫です。

感覚に集中し続けると、結果として「無」になることがありますが、結果に対して期待をしすぎるとそれにとらわれます。

結果や効果は期待しすぎないようにしましょう。

最初のうちは、瞑想CDを使ったり、マインドフルネスのワークショップに参加したりすると、集中しやすいと思います。

Q 心がざわざわしていて集中できないときもあれば、すごく心が落ち着くときも。これも気づきでしょうか？

A はい、それが気づきです。

内側を観察する習慣を持つことで、自分の心に気づきます。

今日は落ち着いている、今日は集中できない、なんか今日はイライラしているなぁ、と自分の心や身体の状態に気づきます。人間ですから、いやなことがあった直後や、周囲が騒がしいときなど、まったく集中できないときもあります。

大事なのは、そんな自分をジャッジしないこと。ダメ出しせず、それをありのまま受容していきましょう。

どんなネガティブな感情や思考も、気づけば、それでオッケーです。

「今日は集中ができない、ということに私は気づいている」

「今日はイライラしている、こんなんじゃダメだ、と思ったことに私は気づいている」

こんなふうに、どんな自分がいたとしても、気づいて、そんな自分をありのまま認めてあげましょう。

Q　瞑想中に身体が不快を感じたとき、どうしたらいいですか？

A　そのことに気づき、ありのまま受け入れましょう。

瞑想中は、足を動かしたくなっても、頬がかゆくなっても、できるだけ反応せずに見守りましょう。たとえば足の「痛み」。

不快な感覚に、すぐ反応するのではなく、その不快な感覚にまず気づきます。

通常、足を動かしたいと思ったとき、無意識に反応して動かしていると思いますが、瞑想中は「反応」ではなく「観察」します。まず「痛み」とラベリングし、その感覚を少し引いたところから見守ります。足を動かしたい衝動に気づき、それもあるがままにしておきます。

そして、先入観を捨てて、その感覚を観察していきましょう。するとたいていの場合、痛みがおさまってきます。

その感覚も無常であり、変化していく

ことに気づきます。

でも、その不快感があまりに強くて集中ができなくなることもあります。その場合は、動きの中で行うマインドフルネスの練習に切り替えます。足を動かす感覚と、その後の余韻を観察しましょう。

Q 今日は瞑想したくないなぁ、と感じるときは、どうしたらいいですか？

A 1分だけでもかまいません。

まずは、「今日は瞑想したくないなぁ」という気分を観察しましょう。

その気分のまま、いつも通り瞑想してみてください。

それでも、気乗りがしないという日もあるかと思います。

そういう日は、1分でもかまいません。呼吸に意識を向けてみましょう。たとえ短い時間であっても、たった1分であっても、続けることが何より大切です。

もしも1分座ってもう少し続けたければ、そのまま座り続けてみましょう。

Q 呼吸に意識を向けていると眠くなってしまうのですが……。

A 眠くなるときは誰でもあります。

疲れていたり睡眠不足だと、眠くなりがちです。このようなときは、気づく力(アウェアネス)が弱いため、心はすぐに妄想したり眠くなってしまいます。反対に、体調がよいときは集中しやすいです。

睡眠不足の場合は寝たほうがいいですが、十分に睡眠をとっている場合の眠気は「眠気」とラベリングして、気づきの力(アウェアネス)を上げていく努力をしましょう。

自分が集中できるスタイルを見つけてください。

眠気を感じたら、目を開けたり、手を握ったり感覚に刺激を与えてみてもかまいません。それでも眠気が出る場合は、立ったまま行ったり、歩く瞑想をします。眠気がおさまったら、再び座って瞑想を行います。

第5章

実践しました。マインドフルネス瞑想体験録

実践しました。
マインドフルネス瞑想体験録

この章では、実際にマインドフルネス瞑想を体験された方々の声をご紹介します。SNSで参加者を募り、老若男女さまざまな業種の方を選出し、私が通常行っているマインドフルネス瞑想のレクチャーを受けていただきました。

そしてその後、マインドフルネス瞑想を、1週間続けていただきました。実践する場所、時間帯、長さなどの制約は設けず、ただし毎日必ず行い、気づいたこと、感じたことを記録していただきました。

マインドフルネス瞑想による変化の感じ方は、人によってさまざまですが、ご参考にしていただければと思います。

体験者の声
01

マインドフルネス瞑想で緊張が手放せ、プレゼンが大成功。人間関係も良好に

京都府　巽 規真さん（48才・自営業）

仕事が忙しく、非日常的な時間をつくって瞑想を深めることができないため、すき間時間で行える短時間の瞑想、マインドフルネスを日常に広げて行う時間を多くとって、毎日実践することを心がけました。

ぬるめのお湯で半身浴をしながら実践したり、飲み物や食べ物をマインドフルに味わったり、歯医者での待ち時間に数分、瞑想をするなどです。

動機

45歳のときに原因不明の感染症を発症して生死をさまよう。後遺症から運動ができずに体重が14kg増加したのをきっかけにファスティングに挑戦。あわせて、瞑想にトライしたところ、頭と心がスッキリ。マインドフルネス瞑想に興味を持ち、挑戦することに。

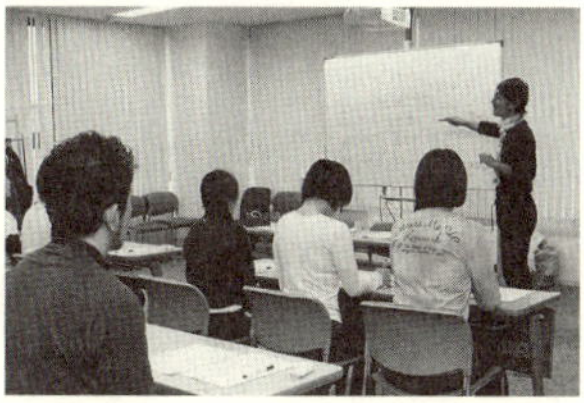

マインドフルネス瞑想のレクチャーを受ける体験者たち。

まず感じたのは、朝の目覚めが気分よく、瞑想のあとは気持ちが落ち着いてスッキリすることでした。そして、4日目にはマインドフルネス瞑想のおかげでうれしい成功体験を実感することができたのです。

その日はクライアントの前でプレゼンする日。大きな仕事だったこともあり、時間が近づくと心臓がドキドキして口から飛び出しそうなくらい緊張してきたのです。そこで、瞑想を5分ほど実践しました。呼吸に意識を集中させ、緊張に気づいたら、その緊張を目の前の川に流すイメージを持つようにしたのです。するとスーッと心が落ち着いてきて、速かった鼓動もおさまってきました。

瞑想が終わって目を開けると、さっきより視界が広がっているように感じました。その後、プレゼンが始まっても、緊張はなく、落ち着いていました。話を進めている間も、聞いている人の反応まで冷静に見ることができ、プレゼンの最中のやりとりを受けて、よりわかりやすく解説内容を自在に組み立て直し、冷静に話すことができました。そのおかげで、「わかりやすかったよ」と言ってもらうことができ、次の仕事につなげていくことに成功したのです。

また、従業員に対する接し方も変わったように感じています。指示したことができていないと、「こうするように言ったよね」と、思わずイライラが口をついて出てしまっていました。そんなときは、言わないでいいことを言ってしまったと気持ちを引きずり、自分にもダメージが残っていました。ところが、瞑想を習慣にするようになると、人に対する気持ちの持ち方が変わったようで、できていなくてもイライラしなくなり、よけいなひと言を言うことなく、「ここが違っているから直して」と、話を前に進められるようになったのです。

恋人との関係においても似たようなことがありました。彼女は、食事のあとに洗い物をせずに、そのままにする癖があります。私はそれを快く思っていませんでした。何回かはがまんするのですが、イライラが蓄積されて、次のときに、よけいなことを言ってしまったりするのです。ところが、瞑想が習慣になってからは、そのことにもイライラしなくなりました。自分が洗っているときも、いやな気持ちを持たなくなったので、小言を言うことがなくなったのです。

すると、彼女の態度にも変化があり、私が洗い物をしていると、食器を下げるのを手伝ってくれたり、「ありがとう」と言ってくれるようになったのです。おかげで、前より関係がよくなり、仲よく生活できるようになりました。

以前の私は、彼女に文句を言わないまでも、態度や表情にイライラが出ていて、相手を緊張させていたのかもしれません。彼女が変わったのを見ると、そんなふうに感じます。

まだ実践してほんの10日程度ですが、こういった経験を通して、客観的に自分を見ることの大切さを知りました。人に優しくするということが、以前より自然にできるようになり、自分を少し好きになっています。

マインドフルネス瞑想をするようになって悪い思いをしたことは一つもなく、いいことばかりといっても過言ではありません。これからも私の人生をよい方向へ導いてくれると信じ、続けていきます。

体験者の声

02

「今、ここ」を意識することの大切さを心身で実感！「自分はダメだ」から「ダメじゃないかも」と思える私に

栃木県　青柳寿子さん（43才・ヨガインストラクター）

動機

3週間前に吉田先生のマインドフルネス瞑想の講座を受講。瞑想を実践したとき、心にあった苦しい詰まりのようなものが、涙とともに流れていき、安心感に包まれる経験をする。瞑想を深く学び、実践していきたいと思い参加。

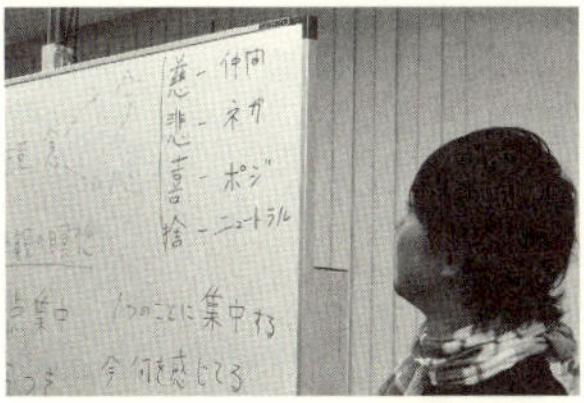

マインドフルネス瞑想の科学的なメリットを解説。

ヨガのインストラクターとして働き始めたのは、1年前からです。

以前は、家が保険の代理店業をしていたことから、私も保険営業の仕事をしていました。

ところが、父が亡くなり、夫や私の営業ノルマの負担が増えて、私は体を壊してしまいました。

原因不明の腰痛や頭痛が起こり、顔もピクピクと引きつります。仕事を辞

めたことで、腰痛や頭痛はほどなくしておさまりましたが、医師からはストレスをためずに発散することを心がけるようにと言われました。いろいろ試したものの、ストレス発散の手段がわからず、しだいに人に会うのも怖くなり、家から出るのは、買い物のときや子どもの授業参観のときだけ。ママ友に会っても挨拶を交わす程度で、引きこもりがちの生活が5年も続きました。そんなとき、試しに始めたヨガがとても気持ちよく、リフレッシュできたので、40歳を過ぎたころ、資格をとってヨガのインストラクターになる決心をしたのです。

資格を取得し、インストラクターとしての仕事を得たのはよかったのですが、今度は集客が増えないことで、他の先生と比べるようになりました。上達して自信をつけるために、別のヨガの資格をとることにしましたが、そこのスクールの生徒さんたちは若くて優秀な人ばかり。年齢の負い目や焦りもあり、ますます自信を失っていきました。そんなときに、吉田昌生先生のマインドフルネス瞑想に出会い、そして今回、じっくりと瞑想とヨガを実践し、自分と向き合う経験を得たのです。

瞑想は基本、夜に。ヨガの練習をしたあと、約20分実践することにしました。毎日実践していると、その日によって、感覚が深まっていくこともあれば、雑念に振り回される日もあります。イライラすることがあった日は、こんなときこそ瞑想だ、と実践してみると、何度も何度も雑念が浮かんできます。雑念と書いた付箋をその思考にラベリングし、風で飛ばすイメージで、どんどん、どんどん飛ばしていきました。それでも雑念が繰り返されたときは、大きな呼吸をし、呼吸の吸い終わりと吐き終わりを意識的に行いながら、身体全体で呼吸を繰り返しました。すると終わって元の呼吸に戻したとき、身体が軽く、スッキリと楽になった感覚を味わうことができました。

瞑想をすると、深くリラックスするのがわかります。安心感と優しい気分に包まれて、いやな思いはみじんもなく、よく眠れるようになりました。

瞑想とヨガで自分の身体と深く向き合うなかで、大きな気づきを実感しました。

いつものように夜、ヨガの練習をしているときのことです。私には、苦手としているポーズがあり、いつもぐらついてしまうのです。そのとき、以前、吉田先生のヨガのレッスンで、「ポーズでは、伸びているところに意識を向けましょう。これも瞑想の一つです」と言われたことを思い出したのです。その通りに身体の伸びているところに意識を向け、呼吸に集中すると、ぐらついていた身体がピタッと止まり、ポーズがきれいに安定したのです。

「今、ここ」を感じるというのは、心だけでなく、身体でも感じることなんだ。ヨガもこうすればいいんだ、という感覚がつかめた気がしたのです。このことから、自分はダメだと思っていた部分が「ダメじゃないかも」と思えるように変わりました。自分に感謝する心の持ちようも、身体の動きも、いけるかも！　と思った瞬間です。

インストラクターの仕事を辞めてしまおうと思いかけていたときでしたが、「やっぱりあきらめたくない」という気持ちに気づきました。今では、私が瞑想で体感した気づきや思いを、一人でも多くの人に味わってほしいと思っています。

体験者の声
03

睡眠の質がよくなり、過密スケジュールをクリア。体調がよく、仕事の効率もグッと上がった

東京都　岡村隆一さん（45才・会社員）

マインドフルネス瞑想のことは、半年ほど前に仕事仲間から聞いて知っていました。

ここ数年は、ノルマや成果を会社からより高く求められるようになり、今よりも、もう少し効率を上げて仕事ができるようになればと思っていました。

瞑想には脳の疲れをとって仕事の効率を上げてくれる効果があると知って、興味を感じるようになっていたのです。

動機

仕事のノルマが増えるなか、アップルの創設者、故スティーブ・ジョブズをはじめ、成功者の多くが瞑想をとり入れ、実績を挙げてきたことを知り、瞑想をとり入れることで、仕事の効率が上がればと思い挑戦。

毎朝、時間を決めて実践した。

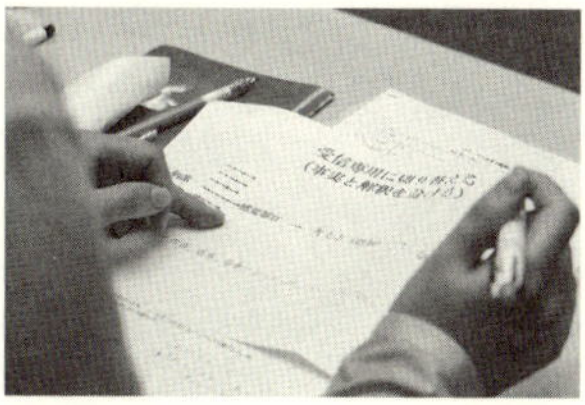

日常的にある不快な感覚への対処法についても学ぶ。

マインドフルネス瞑想は、ストレス解消の効果も高いようですが、普段から、クヨクヨすることは少なく、メンタルの浮き沈みはあまりないほうです。主に仕事の効率が上がることを期待して始めてみることにしました。

毎朝10～20分ほど瞑想を実践しました。目が覚めてから少しの間、ベッドの中でゴロゴロと時間をやり過ごし、頭が覚醒してからあぐらをかいて瞑想します。最初のうちは、頭が少しスッキリする感覚がある、という程度でした。少し変わってきたのは、3日目くらいからでしょうか。この日は前の晩、仕事で遅く、睡眠時間がいつも以上に短く寝不足ぎみ。でも、寝不足の影響もなく、仕事が思いのほかはかどりました。半信半疑でしたが、瞑想の効果なのかもと……。

また、私はコンタクトレンズを入れていますが、寝不足などで疲れが残ったままコンタクトレンズをすると、目の奥が痛み、その後、頭痛が始まります。当然、仕事もはかどりません。それが、寝不足だったこの日は、コンタクトレンズをしても目の奥が痛んだり、頭痛になることはありませんでした。

瞑想をするようになってからは、食欲も旺盛で、お通じもよくなりました。加えて、冷え性ですが、以前より寒さを感じなくなったような気がしています。

寒さが厳しくなってくると、肌が出ている手や首などに赤い湿疹が出てきてかゆくなり、冬場のマフラーは必需品です。ところが寒暖差の激しい初冬は、日中ついついマフラーを忘れて外出し、深夜になって「しまった」と思うこともたびたびです。先日も夜から冷え込みが激しくなり、マフラーを忘れていた私は、湿疹を覚悟して帰路についたのですが、この日は何ともありませんでした。

さらに、毎朝瞑想を続けていくと、身体が疲れにくくなっていることも感じるようになりました。もしかしたら、その前の段階として、睡眠の質が変わったことが関係しているのかもしれません。

40歳を過ぎてから、若いときと比べ、寝つきや睡眠の質が落ちていることは自覚していました。特に忙しかった日は、疲れているのに頭だけが興奮しているような状態で、なかなか寝つけないときがあるのです。でも、瞑想をするようになってから入眠がすみやかになり、睡眠時間が短い日でも翌朝に疲労感が残っていないのです。

午前中に3件、立て続けに打ち合わせがあった日がありましたが、そのときも、集中して話を聞くことができましたし、終わったあともそれほど疲れは感じていませんでした。以前なら、3件も立て続けに打ち合わせをしたあとは、疲れてしばらく放心状態になるところです。

瞑想を始めてから8日目のスケジュールは、さらに過酷でした。企画書を4本仕上げなければならず、打ち合わせも2件入っていました。ところが、企画書はいつもより短時間でスムーズに書くことができ、疲れもなく、確実に集中力が上がっていると実感できたのです。これはうれしかったです。

よく眠れるようになり、身体の調子も全体的によくなったと思います。瞑想によって、集中力がつき仕事の効率がアップしたことに加え、体調がよくなり、好循環が生まれてきている気がします。毎日続けていきたいと思います。

体験者の声
04

〝脳を休める〟大切さを痛感。集中力は高まり、疲労回復効果も高まった

埼玉県　藤田大介さん（36才・心理カウンセラー）

動機

心理カウンセラーという仕事柄、さまざまな心の状態の方に対して、有益な情報につながればと思い参加。まずは自分自身が瞑想を体験し、集中力や疲労回復力が高まることを期待。

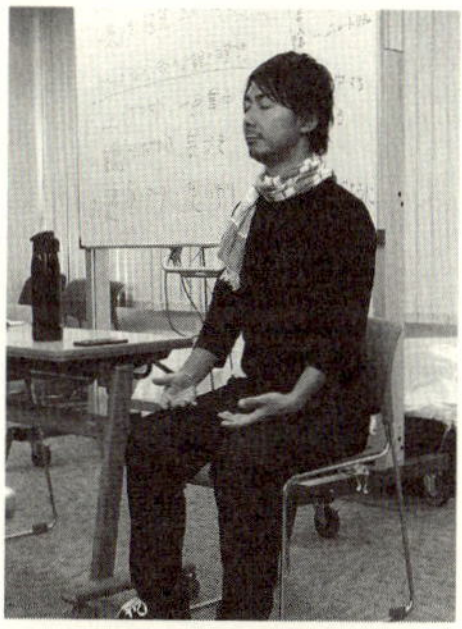

椅子に座って行う瞑想は、背筋を伸ばし楽な姿勢で行う。

心理カウンセラーという仕事柄、集中して傾聴している時間が長いのですが、マインドフルネス瞑想には、集中力を途切れさせず、しかもニュートラルな状態を維持できる効果があると知り、どのようなものか体験したくなり、参加することにしました。

瞑想をするのは今回が初めてでしたが、身体感覚に意識を集中させて思考や感情を観察することだと知り、仕事

で活用している認知行動療法の考え、プロセスとよく似ていると思いました。

認知行動療法とは、ものごとの受け止め方や考え方に働きかけて、ネガティブな感情や思考に偏らないようにする心理療法です。

日ごろから、私自身も、自分の思考や感情を観察することはしていたので、瞑想を実践するときも比較的すんなり入っていけたように思います。

仕事で出向く先や時間が毎日のように違うので、問題はいつどこで瞑想をするかということでしたが、電車にはほぼ毎日乗るので、車中で座って15~20分ほど瞑想することにしました。

最初は、思いのほか周りに注意が向きましたが、戻すことはスムーズにできたので、注意がそれたら戻すことを繰り返すようにしました。慣れるまでは、呼吸に集中し、次は音に集中を向けて、というように、集中する対象を変えていくことに、あたふたした面もあったと思います。でも、回数を重ねて慣れてくると、意識を呼吸から音に自然にシフトしたりできるようになりました。

私の仕事は、不安定な心の状態にある人から話を伺い、その内容を整理して、問題になっている部分に、最良のアプローチ法を提案することです。その間は、集中力を高めることが求められるので、頭はフル稼働で働かせ、心は常にニュートラルな状態をキープしています。

瞑想をすると、頭がクリアになった感覚や、心地よく緊張が解ける感覚を味わえます。特に、1週間続けたうちの後半のほうでは、集中力の向上や持続、脳の疲労回復効果をより体感できるようになりました。

脳の疲れの回復のためには、定期的に思考を休めることの大切さをあらためて感じました。

体験者の声

05

今まで気づかなかった、公園の植物の匂いに気づき感動。心の傾向、考え癖にも気づけた

東京都　わかさん（41才・ヨガインストラクター）

以前通っていたヨガ教室に、瞑想の時間があり、2年くらい前から思い出したときに、ときどき瞑想をしていました。

一つの対象に集中して、そこから思考や感情を観察していくマインドフルネス瞑想は、今まで経験してきた瞑想と共通している点もありますが、日常生活の中にも広く落とし込めるというのがおもしろいなと思い、実践しやすかったです。

動機

自分自身の考えや感情が知りたくなり、2年ほど前から瞑想を始める。ただし実践は不定期。瞑想をすると心が軽くなり、フワッとした心地よさが味わえるため、感情に振り回されない自分を自覚。毎日やってみようと思い参加。

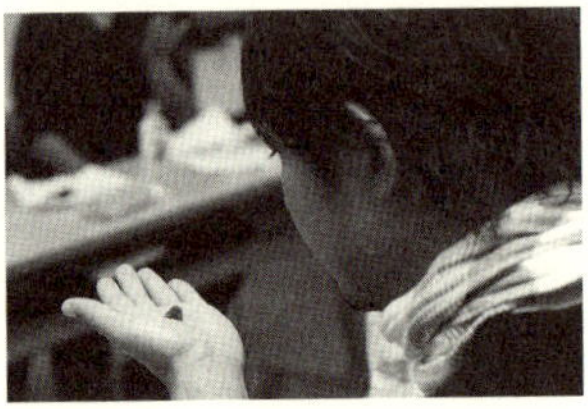

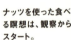

ナッツを使った食べる瞑想は、観察からスタート。

私は、歩く瞑想が気に入っていて、毎日実践しました。この瞑想は、歩くリズムがどうしてもゆっくりになってしまうので、たとえば、駅のホームから改札を出るまでの間だけ足の裏の感覚に意識を集中させる、などできる範囲で行いました。足のどこに重心があるかとか、身体の深い部分のことまで意識を持っていくと、思考がスーッと静かになる感覚が味わえました。公園で実践すると、周りの植物の香りに気づき、意識を匂いに集中させて歩くと、場所によって匂いが異なることに、驚きと同時に香りの豊かさに感動もしました。

瞑想を始めて1週間目のころ、実は私にとって少し忙しい時期でした。場所を借りてヨガ教室を開催する予定があり、スクールの方向性や集客のこと、ブログの更新など、私自身の課題や乗り越えないといけないことがいろいろあったので、いつもより頭の中がいっぱいだったのです。

ですが、いつもとは違う忙しい時期に、毎日瞑想をして頭を空っぽにすることは、結果からいえばプラスになったと思います。忙しさに流されがちな自分の気持ちがどこに向かっているのか、どうしたいのかということを観察する時間にもなったからです。焦りやモヤモヤした気持ちがある、こんなときこそクールダウンにもなる瞑想は有効です。

いろいろな感情があって、それを客観視していると、胸の辺りやみぞおち、お腹の辺りに詰まりを感じました。これは、とてもイヤな感覚だったので、呼吸を使って、その詰まりを通そうと思い、呼吸で掃除するような感覚で瞑想をするとスッキリしました。毎日続けることで、少しずつ自分の感情が客観的に見られるようになったと思います。

マインドフルネス瞑想を始める前は、息子たちのことを叱ったあとで、罪悪感を感じたり、気が滅入る、ということを繰り返すだけでしたが、今は自責の念に苦しむ自分を客観的に俯瞰して見ることができ、心の整理に役立っています。

自分の心の傾向や考え癖に気がつくようにもなってきたので、この瞑想習慣を続けて、心が穏やかで安定した状態を保っていきたいと思います。

体験者の声

06

仕事とプライベートの切り替えにも有効。悪かった寝つきもよくなった

東京都　つたこさん（53才・団体職員）

動機

瞑想をすることで、集中力の向上や精神の安定が得られることを期待。感情的にならず、冷静に日々を過ごすことで人間関係にもプラスがあれば、よりよい人生を送れるのではないかと思い参加。

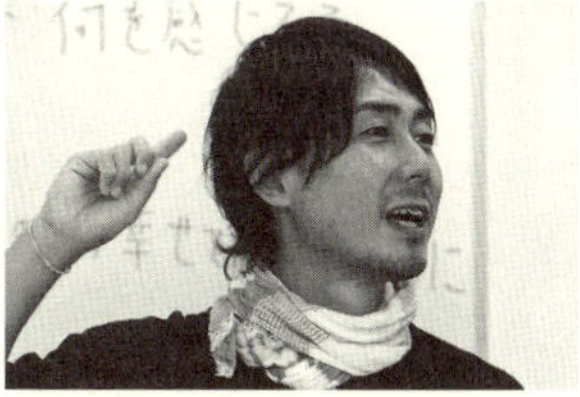

雑念が浮かんでも、ジャッジしないことが大切。

瞑想に多くの時間をかけられなかったので、職場で昼食をとったあとや電車の移動中などのすき間時間、お風呂や就寝前に各5～10分ほど瞑想するようにしていました。電車の中以外では、一人になれるタイミングを狙ってとり入れました。

瞑想をする以前は、「次はあれをやろう」「これをやらなきゃ」「明日は何を着ていこう」とか、常に考えていま

したが、瞑想中は、ただゆったりとした腹式呼吸を繰り返し、それだけに集中する時間。「今は何も考えない」という時間をつくることは、今まで経験がなくとても新鮮でした。

実際にやってみると、ランチのあと、10分ほど瞑想した日は、頭がスッキリして午後の仕事がはかどったような気がします。気持ちの切り替え効果があると実感できました。

瞑想をするようになっていちばんよかったのは、寝つきがよくなったことです。ここ1年くらい、「明日も仕事があるから早く寝なくちゃ」と思えば思うほど、焦って眠れない、ということも少なくなかったのですが、瞑想をすると、落ち着くせいかすぐに眠れて、しかも翌朝の目覚めもよいのです。

瞑想が習慣化できれば、仕事や家庭の中で、スイッチのオンやオフ、リセットなどがうまくできるようになり、メリハリのある生活になるのではないかと思えました。豊かな人生を送るためのヒントになったように思います。

体験者の声
07

呼吸に意識を向けることで、雑念が浮かびにくく……。1週間で少しずつコツがつかめるように

東京都　坂上幸江さん（74才・主婦）

動機

会話中に「あれ」「それ」が増え、物の名前が出てこないなど、年齢とともに物忘れが増えていることを話していたころ、知人から瞑想が脳の働きを活性化させるのだと聞く。いったい、どのようなものかと思い、試してみることに。

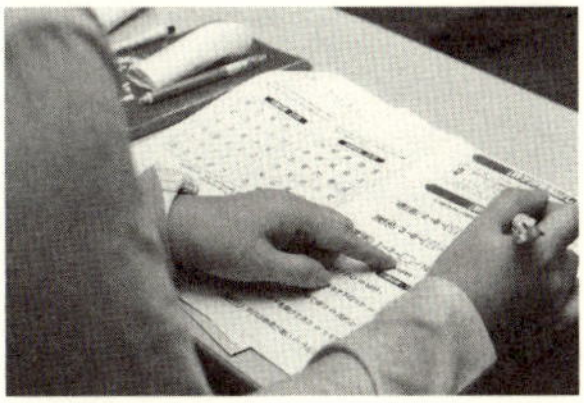

セミナーでは、理解力、集中力、記憶力などをはかる活脳テストも実施。

わが家には3匹の猫がいて、何かやり始めるとすり寄ってきて邪魔をします。瞑想中も寄ってくるので、たっぷりの餌を与え、猫がお腹いっぱいになって寝静まってから、瞑想を15〜20分実践するようにしました。

瞑想中は、「何も考えない、考えない」と思って始めるのですが、そう思えば思うほど、周りの音が気になったり、今日の予定を考えてしまいます。

どうしたものかと思っていたとき、あることを思い出したのです。私は1年2カ月ほど前に足の手術をし、リハビリのためにジムに通っていたことがありま す。足に重りをつけて筋トレをするとき、トレーナーの先生から、やみくもに足を上げ下げするのではなく、呼吸に意識を向けて、と言われていました。そのことを思い出し、瞑想中にも呼吸に意識を向けてみようと思ったのです。

翌日は、15分間、呼吸に集中しました。すると、前よりも考えごとをしなかったのです。雑念なしとはいきませんが、落ち着いた状態が続くようになりました。

8日目になると、初日とは全然違い、心も身体もカチカチにならずに、ゆったりとした20分間を維持できたのです。呼吸をそれほど意識しなかったのに、考えごともあまり浮かびませんでした。少しずつ、コツがわかり始めたのかもしれません。

体験者の声

08

瞑想のおかげで人の話をより注意深く聞けるように。眠つきが悪い日は、呼吸に意識を向けてリセット

東京都　佐々木麗子さん（67才・主婦）

動機

以前より、物忘れが増えてきたことや、寝つきの悪さを娘に相談すると、マインドフルネス瞑想がいいよと教えられる。物忘れの予防効果も期待でき、ストレス解消、寝つきもよくするらしいと言われ、試すことに。

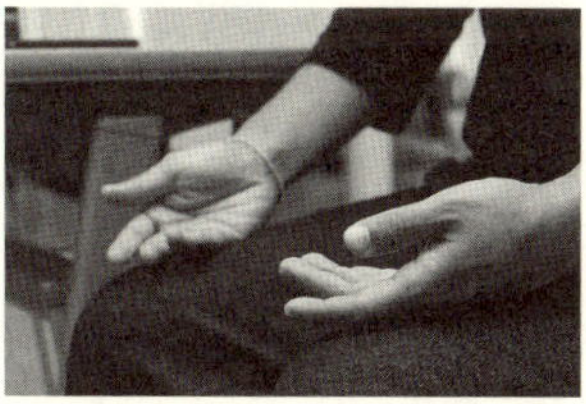

瞑想は、手のひらを上に向けて楽に置き、リラックスできる体勢で行う。

「瞑想」と聞くと、宗教的なイメージが強く、どんなものか少し不安もありましたが、マインドフルネス瞑想には、その心配がないとわかり、安心して取り組めました。

午前中の一人の時間に10分間行うようにしていきました。基本は、ゆっくりとした呼吸に意識を向け、よけいなことを考えない、ただそれだけ。ですが、やってみると、まず腹式呼吸の難しさ

に意識が向かってしまい、思考にとらわれないということの難しさを感じました。

3～4日目くらいから、呼吸にも慣れ、集中できるようになった気がします。朝は、家の前の土手をウオーキングするようにしているので、歩く瞑想にも挑戦してみました。私は、骨盤に歪みがあるのか、学生のころから左右の足の長さが少し違うような気がしています。歩くことに集中すると、あらためて忘れていたことにも気がつきました。

足の裏の感覚や歩幅にも意識を向けました。また、風の強さや雲の様子にも注意を向けていきました。4㎞ほど歩き、その間は考えごともしてしまいましたが、座って瞑想しているよりは、感覚に意識を向けられたような気がします。

毎日瞑想をすると、それだけで達成感があります。それに、以前よりも人の話を注意深く聞けるようになった気がしています。

寝る前に家族の健康のことや先のことを考えると、少し心配になり、寝つきが悪くなることがあるので、そういうときも呼吸に意識を向けるようになりました。

今後も続けていってみようと思います。

第6章

方向性を定め、今ここを生きる

～価値観を明確化しよう～

今の自分の価値観や望み、幸せが何かを自覚する

マインドフルネスは気づきのトレーニングです。

呼吸や五感の感覚を観察し、さらに思考や感情を観察していきます。この章ではさらに深いレベルで、自分の価値観に気づいて自己理解を深めていきます。頭で考えながら、身体で感じながら、自分が夢中になれることや、いちばん大切なものを探っていきましょう。

価値観とは、簡単にいうと「自分がどんなことを大切に思っているか」ということ。

あなたは何に幸せを感じますか？　あなたが人生でいちばん大切にしているものは何ですか？

本章では以下に0〜8までの「ワーク」を通して、今の自分の価値観を掘り下げる作業を行います。このワークを行う前にまず、幸せとは何か？ということを、考えてみましょう。

私は、幸せな人とは、「自分がやりたいことをやって人生を楽しんでいる人」「自分が大切にしたいことは何かを知っていて、それを日々、大切にして生きている人」だと思います。

仮に世間から評価され、経済的に豊かでも、自分の価値観に合っていないことをやっていたら幸せといえるでしょうか？　やりたくないことをイヤイヤやっているとしたら……、幸せとはいえません。

でも、自分の価値観に基づいた人生であれば、自分の内側に充実感や喜びが生まれます。自分が自分の人生に納得できます。周りからどう見えたとしても、自分が満足しているとしたら、その人は幸せな人だ、と私は思います。そのためには、自分の中にある「大切なこと＝価値観」を自覚し、それを日々、意識しながら、価値観に沿って生きていくことが、幸せな人生へと導いてくれるといえます。

あなたがいちばん大切にしているものは何ですか？　自分が幸せを感じているときの感情や感覚を言語化してみましょう。愛、成長、貢献、喜び、調和、自由、豊かさ、信頼、美……など、言葉にするとどんな言葉がぴったりくるでしょう？

このような「自分にとって大事な価値観を書き出す」ワークは、日本の学校ではあまり行われていませんが、スタンフォード大学など欧米の学校やビジネススクールでは一般的に行われています。また、コーチングやセラピーの世界でも行われています。

私自身、定期的に自分の価値観を見直すようにしています。「成長」や「貢献」、「愛」など、自分にとって重要な価値観を確認することで、より人生の方向性が定まり、心身が安定したように感じています。

自分が大切にしたいこと、本当にやりたいことが見つかると、人生における自分の目標や方向性が生まれます。内なる情熱とつながり、自然と行動したくなります。

また、価値観を定めることで、あらゆる決断のときにゆるぎない軸ができます。

人生は選択と決断の連続です。Aを選ぶべきか、Bを選ぶべきか、悩むことってありますよね。そのようなとき、自分の価値観や進みたい方向性が明確であれば、何を選ぶべきか?を決めるときの指針となります。

判断基準が明確になると、そのためにどのような行動をするのか、何を優先したらいいかも見えてきます。

考え方と行動がバラバラだと何かを成し遂げることができません。何かを成し遂げるためには考えと行動を一貫させる必要があるのです。価値観が明確になり自分軸が定まると、すべての言動に一貫性が生まれます。ブレない自分軸ができることで、夢や目標の達成が加速します。

また、思っていることと、言っていること、やっていることに一致感が生まれるので、説得力と影響力も高まります。明快な判断基準に基づいて行動することができれば、行動に整合性が生まれ、人からも信用されるようになります。

これは個人に限ることではありません。企業経営の現場でも、価値観を探求するとり組みによって、人と組織を健全にすることが実証されています。

自分の価値観が明確になると、人生の使命や目的が見えてきます。価値観を考えることで、自分の気持ちや欲求と向き合うことになり、自己理解も深まります。自分らしい幸せを実現するために、自分が大切にしていること（価値観）を明確にして、言語化していきましょう。

ワーク0　死を意識する

90歳以上の方に「90年の人生を振り返って、後悔していることは何ですか?」というアンケートをとったところ、90%以上の人が同じ答えをしたそうです。

「もっと冒険しておけばよかった」

人は、生まれて、必ず死にます。死なない人は、誰一人としていません。でも、普段はそのことを意識していません。

そこで、自分の死という視点から人生を考えてみましょう。自分が死ぬときのことをイメージし、どのように生きたら後悔しない人生になるか。人生で成し遂げたいことや、大切にしたいことは何なのか、自分にとって最も重要な価値観が見えてきます。

死ぬ間際に「あれをやっておけばよかった」「夢を叶えたかった」と後悔しないために。「こんなはずじゃなかった」と思わないために。想像してください。

あなたはベッドに横たわっています。
間もなく死を迎えるのを、自分でも感じています。
ゆっくりと呼吸しながら、これまでの人生を振り返ります。
あなたの一生は、どんな人生だったでしょうか？
やり残したことはないですか？

「わが人生に一片の悔いなし」
そんなふうに胸を張って言える人生でしたか？　もしもそう思えないとしたら、その理由は何でしょう？　それは自分に正直に生きていなかったからかもしれません。誰かに遠慮して、自分の願望や価値観を抑えていたからかもしれません。では、どのように生きたら、「私は、この世でなすべきことは、すべてやった」「私は、私の人生に与えられた使命を果たすことができた」、そんな深い充足感に包まれて、この世を旅立つことができるでしょうか。

もしもワークを行った結果として、自分は死ぬからどうしようもない、と悲観的になって苦しくなってしまうようであれば、すぐにワークをやめてください。

ここで自分の死を考えるのは、怖がらせたいからではありません。限りある人生を、よりよく生きるためです。必ず最後の一息を吐ききる日がくる。その事実を想像することで、かけがえのない「今」が光り輝いていきます。

必ずいつか終わりがくるこの生命、何に使いたいですか？　ぜひ考えてみてください。

ワーク1　思いつくままに書き出す

それではここから、具体的なワークに入っていきます。

まずは、自分の価値観をブレーンストーミングで導き出してみましょう。

私は何を求めているか？　私にとっていちばん大切なものは何か？　私が本当に求めているものは何か？　自分自身に問いかけながら書いていきましょう。

思いつくまま、頭に浮かんだ言葉（単語）を、かたっぱしから紙に書き出していきます。

断片的な言葉でＯＫです。書き出すことで、自分の中に眠る価値観に気づきます。

《価値観の例》
成長　貢献　平和　調和　笑い　愛　自由　豊かさ　幸福　成功　友情　信頼　地位　名声　名誉　知識　健康　正直　喜び　平静さ　智慧　認められること　つながり　真実　受容　思いやり　パワー　影響力　正義　ワクワク　情熱　美　陽気　優雅　楽しさ　刺激　創造性　許し　自分らしさ　好奇心　自信　誠実　直感　ポジティブ　努力　忍耐　寛容　共感　共鳴　安定　完璧　一貫性　行動　達成感　感動　チャレンジ精神　遊び心　謙虚　慎み　礼儀　誠実　公平　慈愛　慈悲　寛容　謙譲　献身　孝行　名誉　忠誠　共存　共栄　勤勉　知足　清浄　などなど

次に、書き出した中から、特に優先順位の高い価値観3つを選びましょう。
選ぶポイントは、その価値観をイメージしたときに、ワクワクするかどうかです。ワクワク感は人生の羅針盤です。それはあなたの身体感覚です。自分がワクワクしているかどうかは、マインドフルに身体を観察することでわかります。このワークを通して発見したい価値観は、決して、人から立派、すごい！と言われるためのものではありません。

あなたがワクワクするか、しないか。

大好きなこと、やりたいこと、楽しいこと、意味があると感じられることが大切です。大事なのは、他人がどう思うかよりも、自分がどう感じるかです。ワクワクするかです。自分が心からやりたいことなら、多少しんどいことでも、損をすることでも、怖いことでもチャレンジできます。誰から指示されるでもなく、自分から主体的に行動できるのです。

価値観に絶対的な正しさはありません。価値観に優劣もありません。

マインドフルネスでは、集中や気づき、思いやりの心を養うことは善《よ》い行いであり、妄想や怒りなどで、そこから遠のくことが悪い行いであると考えますが、より大きな視点から見れば、「善も悪もない」というのが真実です。何を幸せと感じるのか、何を不幸と感じるのも人それぞれです。

そもそも、100人いれば100人の幸せの形があるわけで、人生に絶対的な正解というものはありません。人は人、自分は自分。価値観は人の数だけあってよいのです。

旅行ひとつとっても、ハワイに行って大自然の開放感を味わいたい人もいれば、インドに行って異文化のドキドキを味わいたい人もいるし、パリで買い物の高揚感を味わいたい人もいます。人生も同じこと。

みんな人生で体験したいことが違います。その体験を通して、感じたい感情も違います。またそれは年齢、性別、時代によっても変わります。現在のあなたの幸せはどんな質感で、どんなカタチのものでしょう。言葉であらわすとしたら、何という単語でしょう？

ワーク2　日々の感情から気づく

価値観を明確にするには、マインドフルネスが有効です。

これまで繰り返しお伝えしてきた通り、マインドフルネスを行うと気づく力（アウェアネス）が高まります。これは、今自分に起きていることに気づく能力のことです。

静かに、自分だけの時間をとって、内側を深く観察していくことで、自分が何を感じているのか？　どうしたいのか？　心の奥深い領域とつながることができます。自分の思考や感情に気づくことで、心の奥にある自分の価値観に気づくことができます。

さらには、日常生活でも自分の感情や欲求を観察することによって、自分にとって価値あるものが見えてきます。

「今、何を感じている？」

「この感情の裏には、どんな価値観があるのだろう？」

こんなふうに、自分の心に問いかけることで自分の価値観が見えてきます。そして、さらに日常生活で心を観察しながら、以下の問いも投げかけてみてください。


どんな幸せを大切にしている？

どんなときに怒りを感じる？

その怒りは、なぜ生まれてきたのだろう？

心から笑ったできごとは何だろう？

心が動く瞬間はどんなときだろう？

最近、涙を流したのはどんなとき？


すべての感情はメッセージです。無意識の「快」「不快」に気づくことで、自分の価値観に気づきやすくなります。

次の言葉はよくいわれることなので、聞いたことがあるかもしれません。

「人は幸せになるために生まれてきた」「人生の目的は幸せになること」まさに、その通りです。でも、これをさらに掘り下げている人は少ないようにも思います。あなたは誰といるとき、何をするとき、どこにいるとき、いちばん「幸せ」を感じているのでしょう。そこに大きなヒントが隠れています。

あなたは、どういうときに幸せを感じていますか？
あなたが幸せを感じるのは、いつですか？

それは、「家族」と時をともにすることでしょうか。もしそうであれば、価値観のヒントは「家族」にあります。「家族」といるとき、何を感じるのでしょう？　それを書き出します。「家族」を通して何を体験したいのでしょう？　「愛」「つながり」「安心」「平和」「喜び」など、その中からいちばんしっくりくるものを選んでください。

または、「仕事」をしているときが幸せであれば、「仕事」を通して、何を感じたいのでしょうか？　それを書き出します。「仕事」という手段を通して、何を体験したいのでしょうか？　「成長」「貢献」「豊かさ」「名誉」「達成感」など、その中からいちばんしっくりくるものを選んでください。

あなたにとっての幸せは何ですか？

そのための手段は何ですか？

これらを明確にしていくことで、人生という限られた時間で、幸せを感じることを増やし、それを意識して味わうことができます。ぜひ日々の暮らしの中で、無意識の「快」と「不快」を意識化してください。あなたの本当に大切なもの（価値観）が見えてくるはずです。

ワーク3　過去から価値観に気づく

過去、すでに体験したことの中にも価値観が隠れています。

これまでの人生で幸せを感じたのはどんなときですか？

子どものころの夢は何ですか？

何をするのが好きでしたか？

無我夢中に没頭できることは何ですか？

あなたはどのようなとき、心にゆとりが生まれ、心が安定しますか？

これまでの人生で、つらく、苦しい状況にあったとき、何があなたの心の支えになってきたと思いますか？

子どものころ、ワクワクドキドキした体験は何ですか？

大人になってから、「あの瞬間は楽しかった」と思える体験は何ですか？


過去を振り返って、幸せ感に共通するものはありましたか？　書き出した内容から特徴や共通点を見つけましょう。そして、何をすれば、どんなふうに感じれば、そんな時間を一日の中に増やせるか？　考えてみてください。

自分のいちばん大切なものを自覚し、最も大切なものにフォーカスすることで、限りある人生を有意義に過ごすことができます。これは、大好きなこと、やりたいことでもあるので、ここに時間を費やすことで、おのずと能力や才能も開花していくはずです。

ワーク4　尊敬する人から価値観に気づく

尊敬する人、理想とする人を書き出すことで、価値観を知る手がかりとなります。

ステップ1　尊敬する人物を書き出してみましょう。

有名、無名にかかわらずあなたが憧れる人や、尊敬する人をたくさん挙げてみましょう。あなたが尊敬する人、憧れる人、「この人のようになりたい」と思う人を、思いつくままに挙げてください（身近な人でも、著名人でも、歴史上の人物でも、映画や小説、マンガの登場人物でもかまいません）。憧れる人を10人リストアップしてみることで、気づいていなかった価値観に気づくことができます。

ステップ2　その人物の特性、価値観を書き出しましょう。

あなたは、その人のどんな性質を尊敬しているのでしょうか？　どんなところに憧れるのでしょうか？　その人の名前の横に、その性質、キーワードを書き出してみてください。その人は何を大切にして生きている人か？　その人の何に憧れているのか？　その人の価値観、性質、スキルは何か？　を書き出していきます。

他人が持っている特質の中で最も尊重するものは、どのようなものでしたか？　愛、智慧、思いやり、勇気、豊かさ、自信、天才性……。

実は、この人たちの性質は、自分の中にも必ずあります。自分の中にもあるからこそ心が反応して、「Aさんのこういうところがいいな」と感じているのです。

それは、自分が伸ばしたいところであり、発揮されたがっている性質です。


これを10人、それぞれ書き出してみると、自分が探求したいことや価値をおいている性質が見えてきます。その中でも最も多い特性、キーワードを選びましょう。

その人に感じる尊敬や憧れは、あなたの中のどんな価値観、欲求が投影されているのでしょうか？　考えてみてください。

ワーク5　やりたいことから価値観に気づく

自分の将来ありたい姿を想像してみましょう。

あなたが心からやりたいことは何ですか？　自分の理想、願望を書き出すことで、価値観がわかります。

あなたはたくさんの友人に囲まれたいのか、それとも数人いれば満足なのか。都会の高層マンションに住むのがいいのか、田舎でマイペースに働きたいのか。人によって価値観も、幸せの形も全然違います。あなたの素直な欲求を書いてみてください。

どんな状態、感情を味わいたい？（Ｂｅ）／何をしたい？　どこに行きたい？（Ｄｏ）／何が欲しい？　何を得たい？（Ｈａｖｅ）

これを書き出すと、どうなりたいのか？　何をやりたいのか？　何を得たいのか？　がわかります。

感情レベルで心からやりたい!!と思えることがわかったら、なぜそれを達成したいのか？その理由を、とことん考えてみてください。そこに、あなたの価値観が隠れています。

やりたいことがわからない場合、反対に、絶対にやりたくないことを書き出しましょう。いくらお金を積まれてもやりたくないことは何でしょう？　やりたくないことを書き出したら、その理由も書いてみましょう。そして、反転させてみてください。「だったら何が望みなの？」と問いかけると、やりたいことと、その裏にある価値観が見えてくるはずです。

本当にやりたいことと、その理由、動機を考えることで、自分にとって大切な価値観がわかります。

Be　自分はどうありたいのか。なぜそうありたいのか？
Do　何をやりたいのか。なぜそれをやりたいのか？
Have　何を得たいのか。なぜそれを得たいのか？

Be 自分はどうありたいのか

	Be 自分はどう ありたいのか	

《記入例》Be 自分はどうありたいのか

幸せ	美しい	健康
愛に満ちた人	**Be**	豊か
寛大	ユーモアが ある人	公平

Do 何をやりたいのか

	Do 何を やりたいのか	

Have 何を得たいのか

	Have 何を 得たいのか	

ワーク6　全体のバランスから気づく

これから進む方向を知るためには、現在地を明確にしておくことも必要です。心の健康、肉体の健康、人間関係、お金（経済状況）、趣味、仕事、恋愛（家族）、時間の8つの領域で、それぞれを10点満点で考えたとき、現在地の満足度を1領域ずつ書き出してみましょう。全体のバランスが見えてきます。

全体のバランスを見たうえで、現在はどこに価値をおいていますか？　この中でどの価値観が最も高いですか？　まず現状を理解していきます。

精神的な安定、身体の健康、経済状況、仕事の成功や家族との時間、食事、嫁姑関係、ダイエット、パートナーとの関係や子育て、趣味の充実など、幸せを感じるポイントは人によってそれぞれです。さらにいえば、どれか一つだけ満たせばいいということもありません。

たとえば、仕事を一生懸命がんばって経済面では成功したけれど、身体を壊してしま

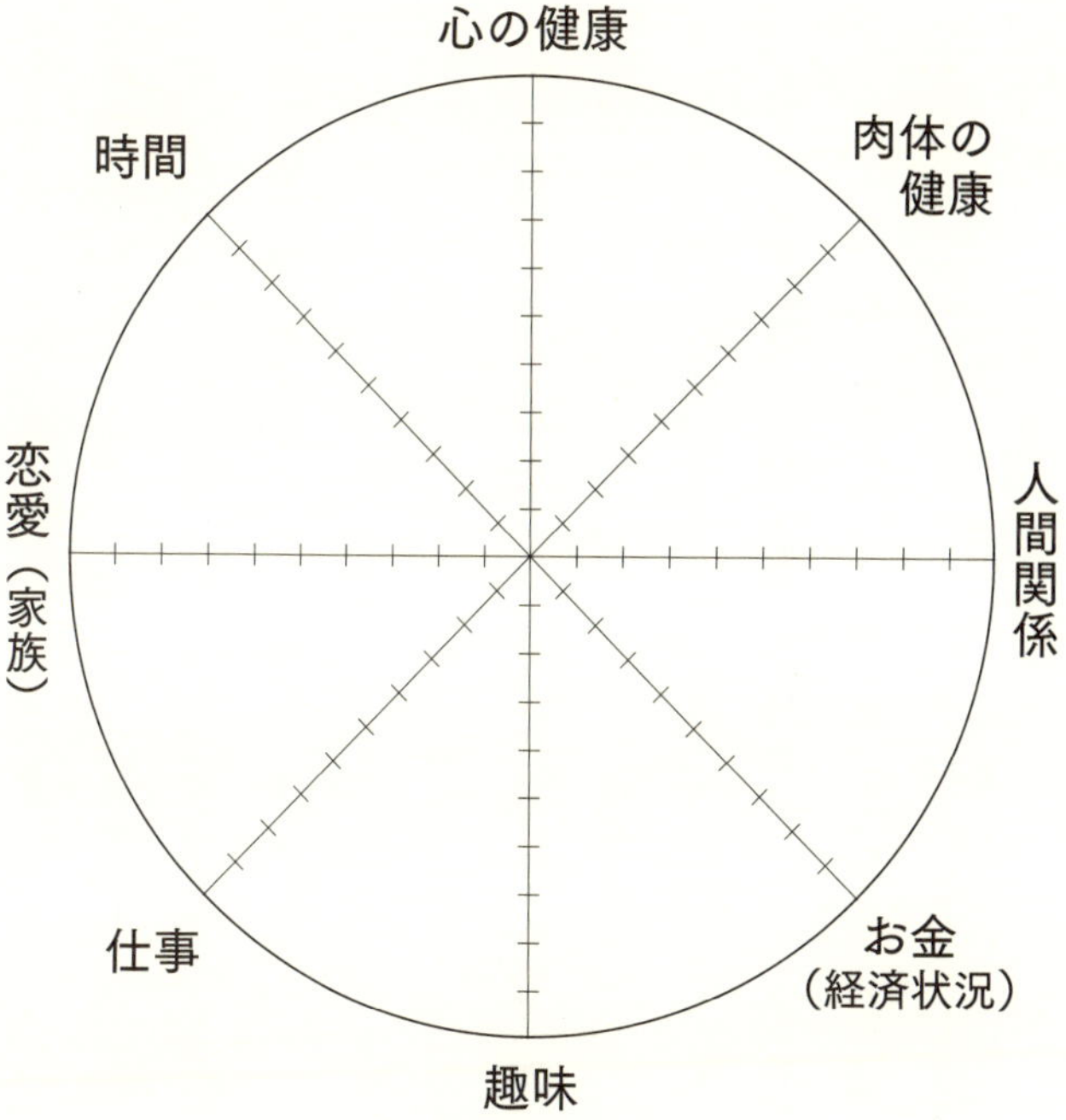

い、家族との関係がうまくいっていないとすれば幸せとはいえないでしょう。もしくは、健康だし、家族にも恵まれているけれど、毎月のカードの請求に追われて、いつもお金の心配ばかりしているのも苦しいものです。何事もバランスが大切です。

実は私自身、20代のころ、このワークを行ったのですが、そのころは、心の健康、肉体の健康に偏って、仕事とお金が低かったのです。ヨガや瞑想の実践に時間とお金を使って、おかげで心身の健康状態は素晴らしくよくなったのですが、現実的な生活レベルにおいては、とてもアンバランスな状態でした。当時の私は、仕事やお金に、あまり価値を感じておらす、そのことに気づいてもいませんでした。今思うと、瞑想やヨガの世界観には「禁欲主義」や「清貧」をよしとするところがあり、お金を稼ぐことに「罪悪感」があったのかもしれません。

このワークを行ったことで、そんな自分の中の価値観の偏りが見えたので、全体のバランスを意識するようになりました。自分の中の無意識の「制限」や「禁止」を緩めていくと、収入にも変化があらわれました。結果として心身も安定し、家族関係もよくなり、さらに瞑想やヨガを研究する余裕ができて、仕事もうまくいくようになりました。

そのような経験から、瞑想を深めるうえでも、それぞれの領域バランスが大事だと実感しています。私の場合は「仕事」や「お金」でしたが、人によっては「家庭」だったり「心の健康」だったりすると思います。その人の中のバランスがほどよく満たされると、人は安定し、幸福を感じられます。

食事の栄養バランスと一緒です。どれか一つ欠けたとしても幸福は損なわれます。

ただこのバランスもあくまで自分の基準です。価値観の優先順位も、幸福の形も人それぞれです。年収1億円でも足りないと思う人もいれば、年収200万円で十分と思う人もいます。自分の中のバランスを見つけましょう。

あなたの主観で、それぞれの領域について1〜10まで点をつけてください。

感情を観察するときも同じですが、なんとなく感じていたものを意識化して、数字におき換えて視覚化すると、さらに気づきが深まります。

書き出したら、まずは全体を俯瞰して眺めてみましょう。

自分はこの分野に関しては、足りないと思っているんだなぁ。そんな現状をありのまま認め、そのうえで、これから特に伸ばしたい領域を決めましょう。

この先いちばん優先したい領域は何ですか？

3年後、どのようなバランスになっていたら理想ですか？

それを考えたら、以下の質問を自分自身に問いかけてみてください。

その価値観が満たされたと感じるのは、どんなとき？

たとえば、今、仕事が「3」だったとしたら、「10」にしたいとすれば、何が必要でしょうか？　どうやったら、それを満たせますか？　また、その分野で理想とする人、メンターは誰でしょう？　それを十分に満たしている、モデルとなる人がいれば、その人の名前を書き出してください。

◌ ここで、今一度、明確化した価値観を見直してみましょう

それは、本当にあなたの価値観でしょうか？　というのも、自分のもともとの価値観や常識というものは存在しないからです。私たちは両親が持っている価値観や常識の影響を多分に受けています。つまり、私たちの価値基準は、自分オリジナルのものというよりも、親や社会から刷り込まれたものかもしれないのです。

お父さん、お母さんがどういう人が望ましくて、望ましくないと思っているのか、それがそのまま自分のモノサシ（価値基準）になっている可能性があります。小さいころに親から言われたことや、自分が育った社会、宗教、学校で受けた教育、テレビなどで得た知識などが価値観のベースになっていたりします。そして、そのことに気づいていません。

もちろん、それが自分に合っているなら問題ないのですが、実は自分にしっくりきていな

いというケースもけっこうあるように思います。

だからいったん、ワーク1〜6で明確化された価値観を疑ってみてください。これは親や世間一般や常識的な価値観ではなく、本当に自分が選択した価値観か？

親や学校、テレビや文化といった環境から植えつけられた価値観ではないか？　本当の意味での自身の価値基準なのか？　このような疑問を自身に問い直すプロセスが大切です。

答えは内側にあります。

大切なのは、自分の気持ちに正直になること。

それが親が言ったことであれ、伝統的な教えや経典に書かれたことであれ、鵜呑みにせず、その価値観と距離をとって、自分で検証するプロセスが大切です。

「〜するべきって、言われているけれど、本当？」「自分はどう思う？　どう感じる？」と、あなたの価値観に照らし合わせて考えてみましょう。

もしも、これまでの人生をコントロールしていた価値観や常識、固定観念、それが生きづらさのもととなっているなら、新しい価値観を自分で選択していきましょう。

ただし、それが親や社会の価値観であったとしても、やはり、自分が心からやりたいと感じるのであれば、それを再選択しましょう。

このプロセスによって、他人軸から自分軸へ、外側の動機、義務感（have to ～）から内側の動機、情熱（want to ～）に変わります。

ワーク7　価値観の優先順位を替えると人生が変わる！

ここまでで現在の価値観を知りました。

このワークでは、価値観の優先順位を並べ替えていきます。

ただし、このワークはマストではありません。現在、満足している場合は、行う必要がありません。ですが、もしも、変わりたいと思っている場合、価値観の順番を替えてみましょう。価値観と行動を変えることで性格が変わり、その後の人生は大きく変わっていきます。

まず理想の状態をイメージします。そこから逆算していきます。

もしも自分の望む人生を生きられるとしたら、どんな価値観を持っているでしょうか？どんな行動をとっているでしょうか？

その人生を実現するのに適した価値観（＝行動基準）を考えてみましょう。

たとえば、「安全」を1番目に持ってくる人と、「チャレンジ」を1番目に持ってくる人とでは、人生はまったく異なったものになると思います。

「安全」を第一に考える人は、リスクを極力回避し堅実にいくでしょう。「チャレンジ」を第一に考える人は、失敗を恐れずどんどん挑戦するでしょう。

これはどちらかが正しいわけではありません。ただ「価値観」が異なるだけです。

このように私たちは、意識せずとも、自分の「価値観」を基準に、行動を選択したり、善悪の判断をしたりしているわけです。

その人がその行動をとるのはなぜなのか？　行動しないのはなぜなのか？　その人が何をよいと思うのか、悪いと思うのか？　そこには、その人なりの価値基準があります。

人生を変えたいと思ったら、現状の価値判断の基準を知り、それを変えることが大切です。

自分がどんな人間になりたいか？　どんな人生を生きたいか？

自分の人生において、何が大切か？

これらを明確にすると、そのための行動が見えてきます。

「何がいちばんに優先されるべきか」、これからの自分にふさわしい価値観を考え、設定し直すことで、人生が変わります。そして、その価値観に従って生きることを決断し、自らの信条や原理原則に従って生きると決めると、人生の思考と行動に一貫性が生まれ、そこにエネルギーが集まっていきます。

ワーク8　マインドフルに行動する

さて、ここまでいろいろなワークを紹介しました。少し俯瞰した視点で眺めてみましょう。

書き出しの最中に繰り返し出てくるキーワードは何か？

言葉は違っていても、同じような意味が込められているキーワードは何か？

書いている最中に、何回も書きたくなっていた価値観は何か？

リストを眺めながら、回数は少なくても印象に残るキーワードは何か？

自分を幸せに導き、満足感や充実感を与えてくれるものは何か？


ここまでの質問で、リストアップされた価値観やキーワードから、今、あなたの人生で大切にしたい価値観は何かが見えてきます。さらには、これからはどんな価値観を持ったらいいですか？

新しい価値観に変えたらどんな人生になるでしょうか？　想像してみてください。

どんないいことがあるでしょう？　どんな悪いことがあるでしょう？

どのような価値観においても、必ずメリット（陽）とデメリット（陰）があるはずです。

だから、やらされ感でやること（have to ～）ではなく、本当にやりたいこと（want to ～）であることが大切です。自分の価値観を自覚し、それに沿って生きるとは、誰かに強制されることなく、「やりたい」という気持ちに従って自分軸で生きることです。それは、ときには苦しみも伴います。自分で考え、自分で選択することに伴う苦しさや孤独感を引き受けて生きる必要があります。だからこそ、自分が心からやりたいことに「ぼんやり」ではなく、「ハッキリ」と気づいていることが大切です。

そして、価値観、方向性が明確になったら、日々意識する課題（＝今とり組む課題）も明確にして、実現するための行動も書き出していきましょう。明確になった「やること」＝課題に意識的（自覚的）にとり組むことで、自分の価値観に合った生き方になります。

あなたの価値観を実現するための行動は何ですか？　少なくとも3つ書き出してみてください。大切なことは、「今の自分の課題は○○と□□と△△だ」と言語化できるくらいに、明確にすることです。

たとえば、私の場合、マインドフルネス、インプット（学ぶ）、アウトプット（書く）、の3つを日々、繰り返しています。これは自分の価値観に合っているので、自然とやっています。好きだからやっています。好きなことなので、疲れることもありません。そして人は、自分らしさ（自分の価値観）にマッチすることをやっているとき、充実感や満足感が内側からわいてくるのです。その3つの行動を日々、繰り返すことで、私の大切な価値観が満たされていくのを実感します。

しかし、ときには、価値観に合っていることでも、「めんどうくさい」「できれば避けたい」と感じることがあるものです。それは失敗して傷つくことへの「恐れ」や、新しい自分に生まれ変わることへの「不安」がある場合、またはただ単に疲れているとき、「今絶対にやったほうがいい」と頭でわかっていてもあと回しにしがちです。そんなときにもマインドフルネスが役立ちます。

私たちの行動や思考は、以下の3つに分けられます。

1　自分の価値観に合った行動
2　自分の価値観に合っていない行動
3　もしくは、どちらでもない行動

ここまでのワークで価値観を明確にしたら、行動する際に、この3つの違いに気づいて識別できるようになりましょう。リアルタイムでの気づきが難しいときは、一日を振り返って、チェックするのもオススメです。

今日は価値観に合った行動をしたか？　価値観に合わない行動だったか？　客観的に見ていくことで、パターンに気づき、軌道修正することができます。ただし、たとえ価値観に合わない行動をとってしまったとしても、ジャッジはしないようにしましょう。「本当は勉強するはずだったのに、一日ゴロゴロしてしまった」「今日も瞑想ができていない」「目標から遠ざかっている自分はだめだ〜」と責めないことです。かわりに、そんな自分を許し、どうすれば改善できるか？　どうすれば、1「自分の価値観に合った行動」を増やして、2「自分の価値観に合っていない行動」を減らすことができるかを考えます。

一日を振り返って、うまくいっているときと、うまくいっていないときの「思考」や「行動」のそれぞれのパターンを自覚することで、リアルタイムでも気づけるようになります。うまくいっているときの行動、思考、身体の状態にリアルタイムに気づけるようになることで、目標から遠ざかりそうなときに補正することができます。

そして、次に同じ状況になったとき、価値観に合ったほうを選択できるようになるのです。2「自分の価値観に合っていない行動」が減り、1「自分の価値観に合った行動」が増えていくことで、人生の質が上がり、自分らしい幸せを実現することができます。
自責の念や後悔が減り、自分に自信が持てるようになってくるのです。

ここまでさまざまなワークを通して、自分の中にある価値観や方向性を探ってきました。これらは、あくまで限りある人生を大切にするための手段です。今をよりよく生きるためです。

本当の幸せは、今やっていることに心を込めることで内側からわいてきます。何かを得るためでなく、その行為そのものが喜びになるのです。

価値観は変わる

私たちの「価値観」もまた、無常なものです。

人は成長するにつれ、「価値観」も変化していきます。「価値観」が変わり続けることで、人は成長しているのです。現在の自分にとって、より価値の高いものを見つければ、今まで執着していたことを自然に手放すことができます。

たとえば、子どものころのおもちゃ、昔読んでいた漫画、10年前の服やアクセサリー。昔は大切だった、古い価値観。価値観が変わると、人間関係も変わります。

今よりもっと価値の高いものを見つけたとき、それまで価値があると思って執着していたものが、突然、価値がないもののように思えたりします。

何を優先するかは、人生のフェーズにおいて変わります。これは、車が定期的に車検が必要なのと同じ。本当に大切なものを大切にするために、定期的に、自分自身に問いかけましょう。

私にとっていちばん大切なものは何だろう？　それを日々大切にして生きているだろうか？

自分の価値観とその優先順位に沿って生きることで、自分らしい成功を実現できるのだと思います。他人の価値観にムリに合わせる必要はありません。自分自身を大切にしましょう。自分が自分のいちばんの味方であり、理解者です。そして、自分の気持ちや欲求を大切にすることで、他人の気持ちや欲求も同じように大切にできるようになります。

他人の価値観を認める

ここまで、自分の価値観を明確にすることの大切さについて書いてきました。自分の軸となる価値観がなければ、他人に合わせて生きることになるからです。しかし、自分の価値観を持ったうえで、他人の価値観を尊重することも大事だと思うのです。価値観は指紋のように、100人いれば100人それぞれ異なります。ただ幸せのカタチや、そのときどきで体験したい感情、満たしたい欲求が違うだけです。

特に、夫婦、家族関係など身近な他者との関係において、自分の価値観を相手に押しつけると苦しくなります。

人間の価値観は、生まれ育った家庭環境、社会環境に大きく左右されます。今まで生きてきた道のりも違います。

それまでの人生経験も、味わった感情も、どんな選択をしてきたのかも全然違います。

たとえば、彼は車が好きだけれど、彼女は車が大嫌いというケース。彼女は小さいころに交通事故の経験をしていて、車が怖い。でも、パートナーはその経験がないから車が好き。そんな小さな価値観のズレはよくあることです。それは、それまでの人生で経験したことが違うから当たり前です。

そんな価値観の違いを受け入れられず、「あなたと私は合わないのよ」などと言って別れていたら、キリがありません。価値観は違って当たり前。そもそも人と生活するというのは、価値観が異なった者同士が、お互いの影響を受けて、ふたりの生活を見つけていくもの。

自分の軸があったうえで、相手との違いも認める。

自分の価値観を押しつけない。

パートナーの価値観を認め、そのような価値観を持つようになったその人の歴史を尊重することで、より深くつながることができるのかもしれません。

優れた企業には独自の価値観がある

先ほど、他人との「価値観の違いを認める」ことの大切さについて触れましたが、ここでは反対に、パートナー、家族、仕事のチーム、コミュニティ内において、「価値観を一致させる」ことの大切さについて書きます。

優れた企業にはシンプルですが、パワフルな独自の価値観、考え方が存在します。トヨタにおける「改善」、セブンイレブンにおける「仮説と検証」など、価値観と行動規範が明快です。ほかにも、ソフトバンク「努力って、楽しい」。吉野家「うまい、安い、早い」。味の素「『食』と『健康』、そして『いのち』」。電通グループ「『革新』と『挑戦』」など。これらの言葉は企業独自の「価値観」であり、「企業軸」を明文化したものといえます。

企業のホームページには、情熱、熱意、執念、夢、感動、探究、開拓、挑戦、実行、感謝、自立、平等、信頼、改善、常に前進、信頼、誠実、公明正大、謙虚といった価値観や理念をあらわした言葉があります。

このように目には見えない理想や方向性を言語化することによって、それぞれの企業の組織風土や組織文化がカタチづくられているのです。大切なのは、基本的価値観が会社内にどこまで深く浸透し貫き通されているかです。表面的だと、あまり意味がありません。

社員全員が、その価値観を理解し、実践することで軸や一体感が生まれます。目には見えなくても、共通の理念があることで、バラバラの個性を持った人間が、一つの同じ方向に向かって進むことができるのです。そして、
「人々が何に価値をおいて日々の仕事を行うのか」
「どのような考え方を持って毎日の仕事を行うのか」の指針になり、
社員の行動や商品、サービスとして目に見えるカタチであらわれてきます。

価値観が浸透していくことで、まるで血が通ったように、その集団の根底に理念が脈々と流れ始め、たとえ組織が細かく分かれていても、会社全体があたかも一つの生命体であるかのように機能することができるのです。

一人の人間も同じです。

私たちは一つの生命体のように見えますが、人体はさまざまな臓器、60兆の細胞（プラス200兆の微生物）のコミュニティです。それは企業のように、絶えず、入れ替わり、生まれ変わっています。それらは相互に依存し、さまざまな役割で協力し合って機能しているのです。


また、瞑想で自分の心を観察すると、いろいろな自分がいることに気づきます。安全でいたい。冒険したい。かせぎたい。モテたい。なまけたい。お役に立ちたい。楽しみたい。失敗したくない。好かれたい。さまざまな自分がいることがわかります。

そのどれも大切な自分の一部ではあるのですが、わいてくる欲求や感情のままに生きると、エネルギーが分散しがちです。表面的に思っていることと、心の奥深くで思っていることが違う場合、アクセルを踏んで前に進もうとするときに、無意識にブレーキも一緒に踏んでしまうこともあります。

価値観を明確にして、それを内在化させていくことで、さまざまな自分の側面を一つにまとめることができます。この世界での、自分の役割は何で、何を大切にするのか。何を排除して、何を放棄するのか。注意の対象を定めることで、バラバラに分散しがちな意識のエネルギーが一つの方向に向かい、脳のパフォーマンスも向上します。

これは個人を超えて、パートナーや家族、仕事のチームやコミュニティにおいても同じです。別々の価値観を持った者がともに協力し合って生きていくうえで、それぞれの価値観と結びつけ、方向性、ベクトルを合わせることが重要です。

チームはいわば、ボートのようなもの。それぞれが好き勝手にオールを漕いでいても、船は一向に進みませんよね。それぞれの違いを尊重しつつ、同じベクトルを持って、息を合わせることで、チームという船が前に進んでいくのです。

おわりに

何のためのマインドフルネスか？

瞑想は本来、出家者が煩悩を手放し悟る（解脱）ための精神鍛錬法です。その目的を達成するために厳しい戒律や修行があります。ですが、私をはじめ、これを読んでいる多くの方は、仕事や家庭があって、社会生活を営んでいる方だと思います。みんながみんな、出家したり、悟りたいと思っているわけではないですよね。では、なぜ瞑想するのか、というと、誰しも、人生をよりよくしたい、幸せになりたいと願っているからです。

マインドフルネスはそんな現代人に最適の瞑想法だと思います。

科学的に裏づけされた脳パフォーマンスを高めるメンタルトレーニングであり、宗教とはいっさい関係ありません。神を信じる必要もなければ、教祖もいません。お布施をする必要もありません。

スピリチュアルや宗教に抵抗がある人でも、気軽に始めることができます。マインドフルネスは、本来は一部の人たちのものだった瞑想の智慧を、私たちのように普通に社会生活を営む人たちに対して伝えてくれるものなのです。

ぜひ、実践して、その恩恵にあずかってください。

幸せに生きるために、活用してください。

マインドフルネスの効果は、実践なしにはあらわれません。続けることではじめて、変化を実感することができます。最初は3分でも、1分でもかまいません。仕事や子育てで忙しいと思いますが、あなたに合ったやり方でとり入れてください。

この本では、マインドフルネスと絡めて幸せな人生を実現するカギ、「価値観を明確にする」ことをテーマに掘り下げました。

「あなたのいちばん大切なものは何ですか？」

「あなたはそれを日々いちばん大切にして生きていますか？」
「何を大切にして生きることが、人生に意義をもたらしますか？」

問いかけることで、気づきます。自分の価値観を知ることができます。

「自分が何をしたいかわからない」という人は、頭で考えてばかりいて、感じるセンサーが弱くなっているだけだと思います。価値観、使命はハートで感じているものです。五感と心を観察し、自分が大切にしているものを自覚することで、自分の中に変わらない中心ができ、心身がゆるぎなく安定していくのを実感するはずです。

時間をつくってワークにとり組んでみてください。あなたの価値観を明確にあらわした言葉を知ることで、あなたの人生におけるあらゆるものごとをはかる基準が生まれます。人生で迷ったときの、羅針盤となります。行き先がぼんやりわからないまま「なんとなくこっちのほう」に進んでいた列車に乗っていたところから、どこが終着駅なのか、どうやってそこにたどり着くのかが、ハッキリ明確になることで、人生に方向性が生まれます。価値観を自覚することで、義務ではなく、やりたいからやる！という内側からわいてくる情熱、パワーとつながることができるのです。

ただし、自分の価値観が明確になり、自分自身を拠り所に生きるようになると、ある意味でチャレンジするような場面が増えてきます。葛藤したり、迷ったり、責任が生じたりします。人から誤解されることもあるでしょう。ゆれ動くこともあるはずです。それまで避けていたこと、逃げていたこと、自分の中の恐れと向き合うことになるからです。人がチャレンジできない原因は、失敗が怖いからです。そして、失敗を恐れる理由は、自己受容できていないからです。ここでもマインドフルネスが役立ちます。

たとえば、大好きな人ができて、その人を「食事に誘いたい」と思っても、できない場合。声をかけることができないのは、断られることが怖いから。断られることを恐れるのは、断られたときの失望感や悲しみを受け入れることができないからです。唯一、絶対に挫折も失敗もしない方法があります。それは、最初から、声をかけない。チャレンジしない。最初からチャレンジしなければ、失敗しません。挫折や悲しみを経験せずにすみます。でもそれでは、好きな人と食事に行くことは叶わないでしょう。つまり、挑戦して失敗したときの失望感や悲しみを受容できないと、自分の本音、素直な欲求を抑えることになるのです。

自己受容とは、ありのままの自分を受け入れることです。つまり、自分の気持ちや感情をあるがままに受け入れることです。この自分の感情を受容する力が高まると、失敗する自分も受け入れることができるようになります。それはつまり、失敗したときに感じる失望感や悲しみを受け入れることができるようになるということです。そして、そうなると人は、行動的に生きることができるようになるのです。

人は、自分にとって最高に価値あるもの、意味のあることに対して行動を起こしたとき、幸せを感じます。

自尊心や自己信頼感も高まります。

あなたの内側を満たすことで、その喜びが外側にも溢れ出して、結果として、周りの人たちも笑顔になります。そのためにも、堂々と自分の価値観に忠実になって、望む人生を実現していただきたいと思います。

マインドフルネスはきっと、その一助になってくれることでしょう。

一人一人が自分を愛し、自分を幸せにすることに責任を持つこと。すべての人がそのように生きれば、やがては世界全体が明るくなる。そう信じています。

あなたが幸せでありますように。

あなたの夢や願いが叶いますように。

悩みや苦しみから解放されますように。

そんな祈りを込めて、本書を書かせていただきました。

2017年3月　吉田昌生

吉田昌生 Masao Yoshida

ヨガ・瞑想講師／日本マインドフルネス協会代表。綿本ヨーガスタジオ講師。理想的な心と身体のあり方を瞑想、ヨガ、心理学などを通して研究し始める。インドをはじめ35カ国以上を巡り、さまざまな文化に触れながら各地の瞑想やヨガを実践。すべての姿勢、動作、呼吸を瞑想としてとらえた「マインドフルネス」をベースにしたヨガクラスを指導。また各種業態の企業で講演、研修も行っている。著書に『マインドフルネス瞑想入門』『外資系エリートが実践する 100％集中できてストレスをためない脳の鍛え方』（ともにWAVE出版）、『1分間瞑想法』（フォレスト出版）など多数。

Staff
ブックデザイン　小口翔平＋上防菜々子＋山之口正和（tobufune）
イラスト　是澤ゆうこ
編集協力　佐々木千花
撮影　福村美奈（主婦の友社写真課）
DTP　伊大知桂子（主婦の友社制作課）
編集　浅野信子（主婦の友社）

脳《のう》パフォーマンスがあがる
マインドフルネス瞑想法《めいそうほう》

著者　吉田昌生《よしだまさお》
発行者　荻野善之
発行所　株式会社主婦の友社
〒101-8911
東京都千代田区神田駿河台2-9
電話03-5280-7537（編集）
03-5280-7551（販売）
印刷所　大日本印刷株式会社

ISBN978-4-07-422563-7

ち-051001